DORIS FRITZSCHE

Laktose-Intoleranz

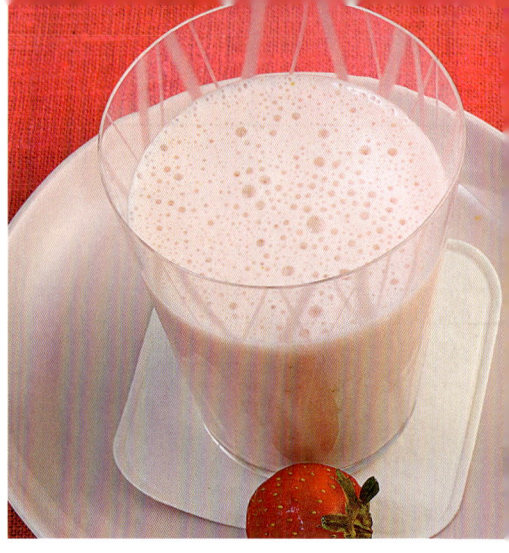

THEORIE

PRAXIS

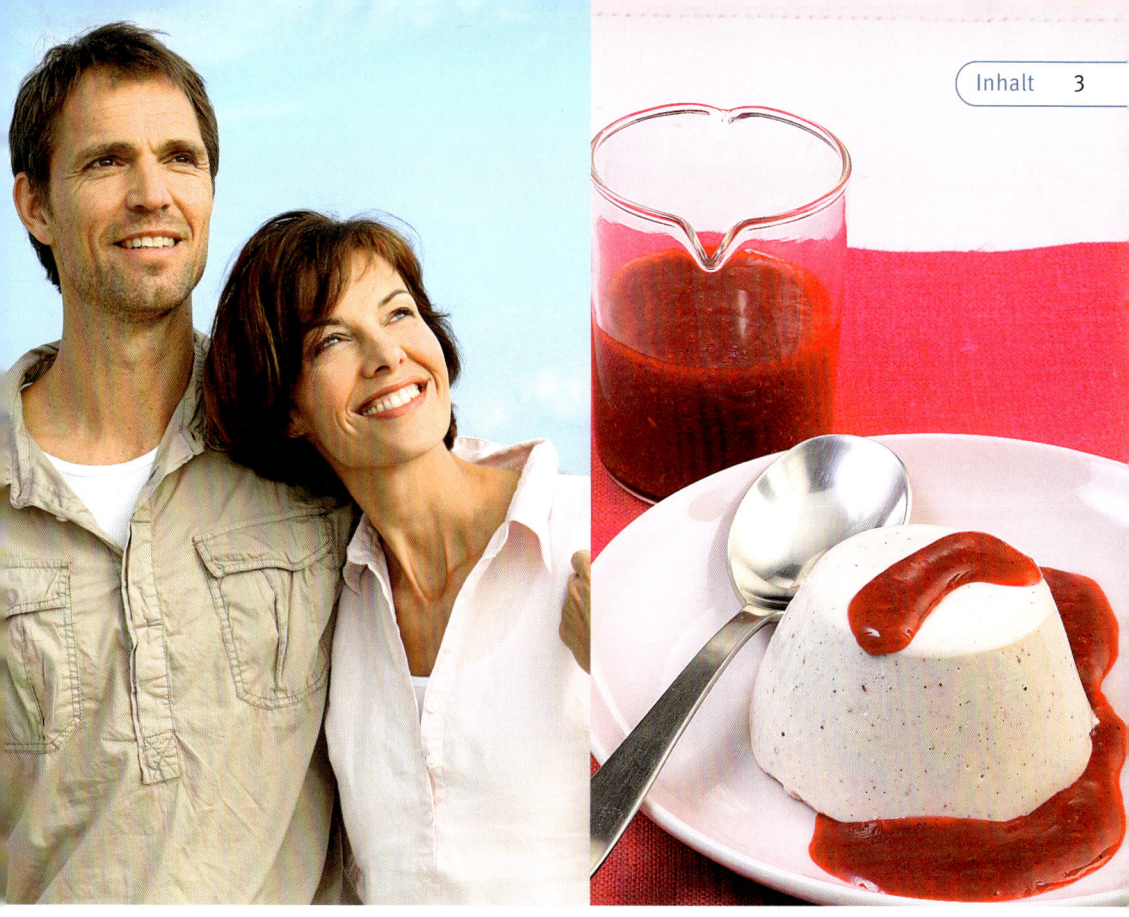

SERVICE

DIE AUTORIN

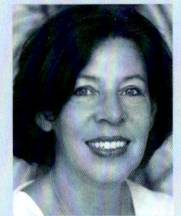

Dipl. oec. troph. Doris Fritzsche ist ernährungstherapeutische Beraterin. Sie studierte Haushalts- und Ernährungswissenschaften an der Justus-Liebig-Universität in Gießen und war danach einige Jahre wissenschaftliche Mitarbeiterin von Prof. Dr. I. Elmadfa. Später arbeitete sie als Ernährungsberaterin für eine Diabetologische Schwerpunktpraxis und als Dozentin in Fachschulen. Seit 2000 ist Doris Fritzsche in Wolfenbüttel mit eigener Beratungspraxis selbstständig tätig, seit 2005 in einer Praxisgemeinschaft zusammen mit Dipl. oec. troph. Elisabeth Sell. Frau Fritzsche ist Mitglied in verschiedenen Berufsverbänden und Qualitätszirkeln, wo sie sich regelmäßig zu den neuesten Erkenntnissen der Ernährungsforschung informiert. Im GRÄFE UND UNZER VERLAG sind von ihr unter anderem die Ratgeber »Diabetes« und »Nahrungsmittel-Intoleranzen« erschienen. Außerdem ist sie Mitautorin von erfolgreichen Standardwerken wie »Die große GU-Nährwert-Kalorien-Tabelle« und »E-Nummern«.

EIN WORT ZUVOR

Sie interessieren sich für das Thema Laktose-Intoleranz, weil Ihnen Laktose (Milchzucker) Beschwerden bereitet. Diese Beeinträchtigung teilen Sie mit vielen Menschen: Weniger als die Hälfte der Bevölkerung weltweit besitzt auch nach dem Säuglingsalter noch die Fähigkeit, Milchzucker verwerten zu können. In Asien und Afrika sind fast alle Erwachsenen laktoseintolerant. Laktose-Intoleranz kann in manchen Fällen aber auch die Folge von Darmerkrankungen oder Mangelernährung sein. Mögliche Grunderkrankungen auszuschließen oder diese gegebenenfalls konsequent zu behandeln ist immer und ausschließlich die Aufgabe Ihres Arztes.

In den meisten Fällen handelt es sich bei Milchzuckerunverträglichkeit jedoch um die erworbene, genetisch bedingte Form und damit um einen physiologischen Vorgang. Doch auch dieses natürliche Geschehen löst Beschwerden aus, durch die Sie sich völlig zu Recht beeinträchtigt fühlen. Blähungen, Durchfälle, Unwohlsein und Abgeschlagenheit sind wahrlich keine Zustände, die Sie akzeptieren sollten.

Bitte sehen Sie sich trotz Laktose-Intoleranz als gesunden Menschen! Denn für das seelische Gleichgewicht macht es einen sehr großen Unterschied, ob Sie sich als krank empfinden oder ob Sie als gesunder Mensch einen Weg suchen, mit Laktose-Intoleranz so zurechtzukommen, dass Sie unbeeinträchtigt leben können. Dieser Ratgeber soll Ihnen auf dem Weg zur Beschwerdefreiheit Hilfestellung und Orientierung geben und dabei wünsche ich Ihnen viel Erfolg und Gelassenheit.

Doris Fritzsche

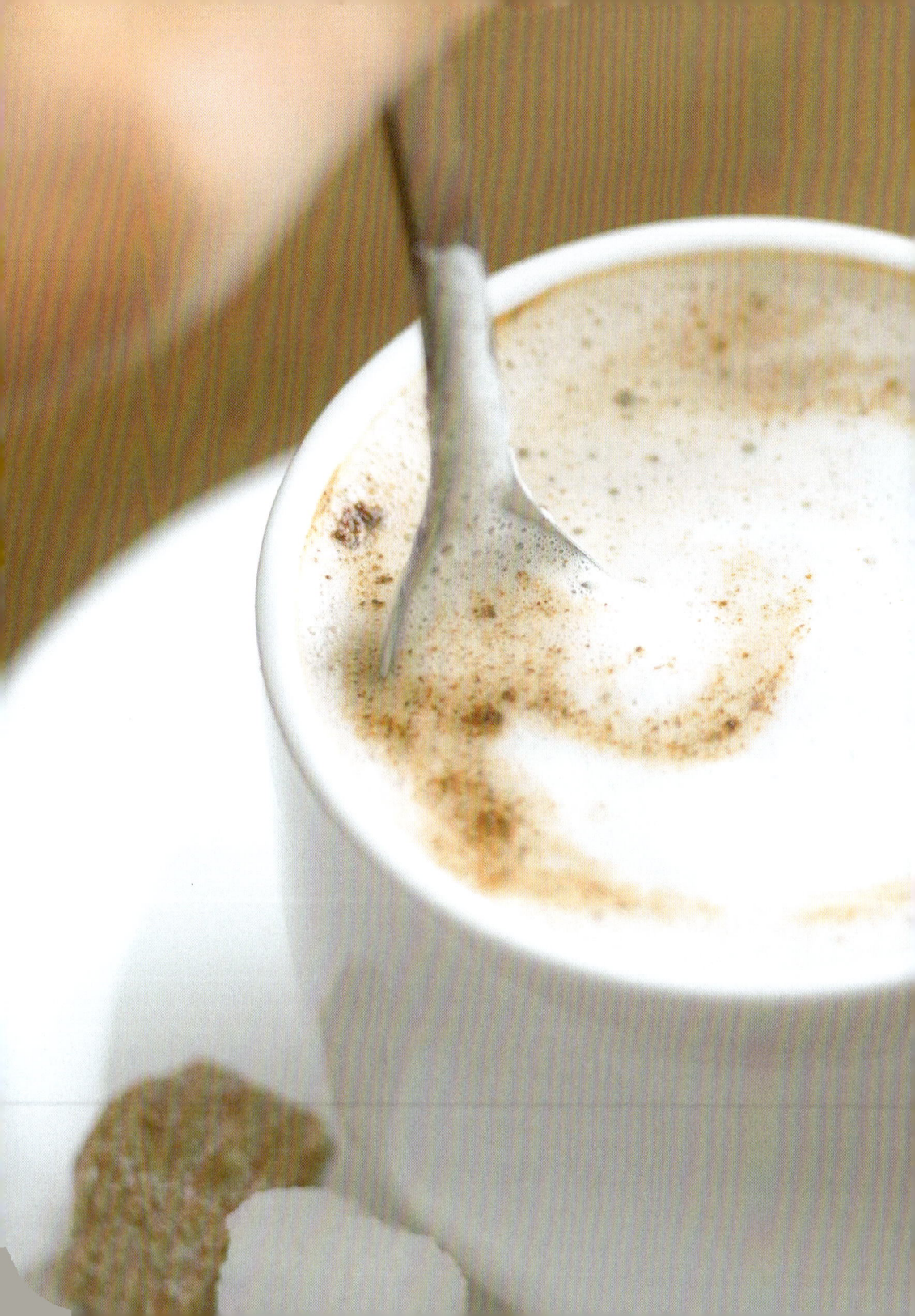

URSACHEN UND AUSWIRKUNGEN VON LAKTOSE-INTOLERANZ

Unverträglichkeit gegen Milchzucker ist keine Krankheit: Mit dem nötigen Hintergrundwissen können Sie schon bald in ein beschwerdefreies Leben starten.

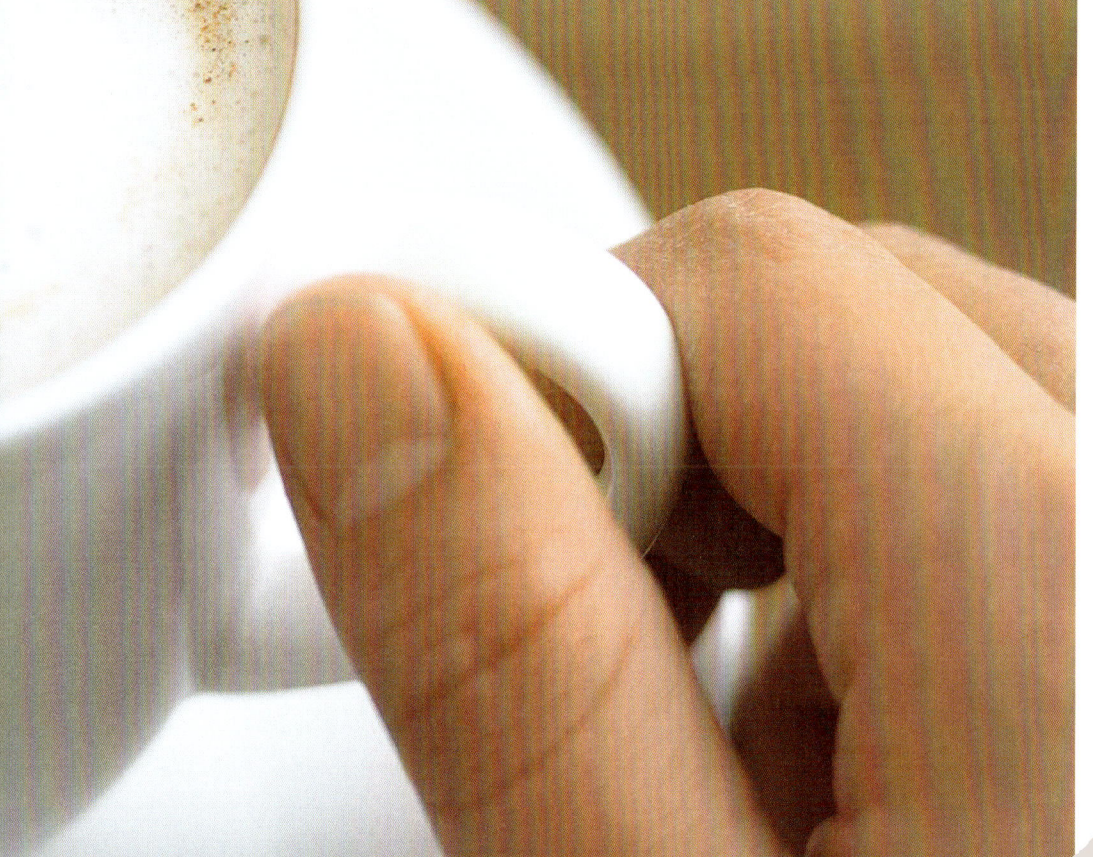

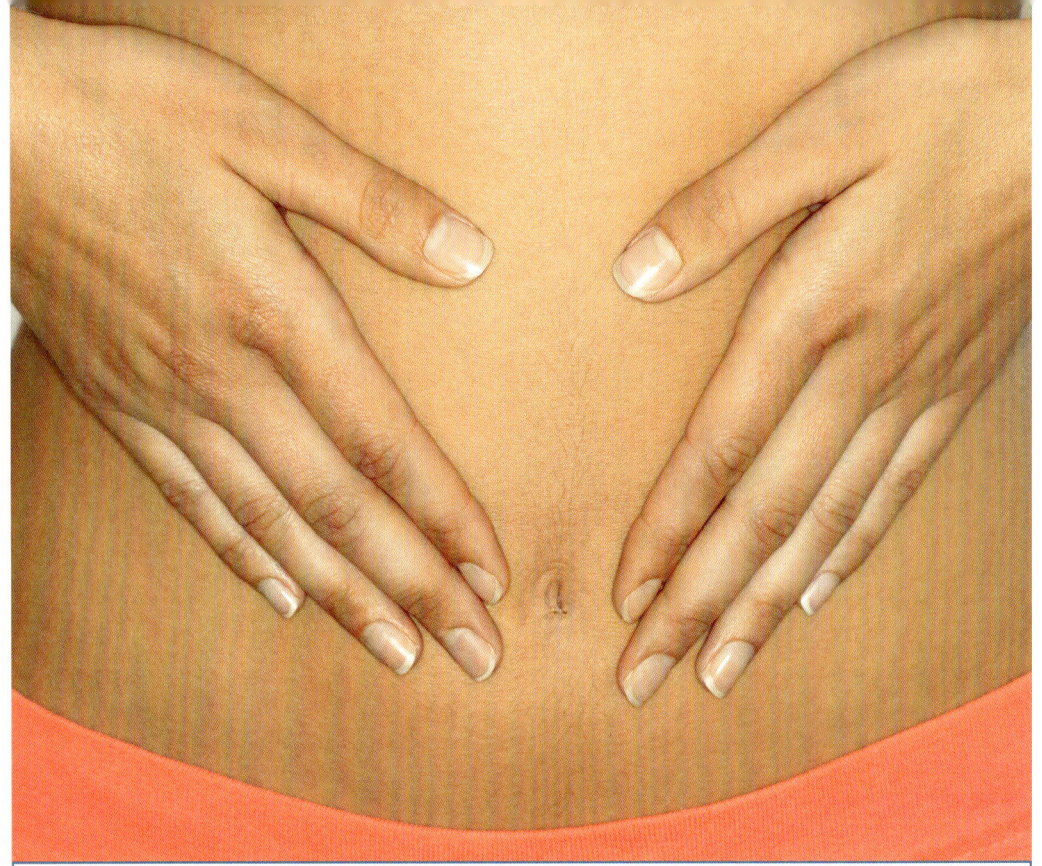

Was ist Laktose-Intoleranz?

Laktose-Intoleranz wird auch als Milchzuckerunverträglichkeit bezeichnet. Wer von Laktose-Intoleranz betroffen ist, kann Laktose, also Milchzucker, nicht oder nur in geringen Mengen verdauen, was wiederum zu Beschwerden führt. Milchzucker ist von Natur aus in Milch und damit auch in vielen – nicht in allen! – Milchprodukten enthalten. Wenn Sie Milchzucker nicht vertragen, können Sie ganz schnell beschwerdefrei werden, indem Sie ihn erst einmal komplett meiden.

Die typischen Beschwerden

Wenn Sie regelmäßig direkt oder wenige Stunden nach dem Genuss von Milch oder Milchprodukten Magen-Darm-Beschwerden bekommen, ist das ein deutlicher Hinweis auf Laktose-Intoleranz, dem Sie nachgehen sollten.

Die charakteristischen Magen-Darm-Probleme bei Milchzuckerunverträglichkeit werden dadurch verursacht, dass Milchzucker im Dünndarm nicht verdaut wird und in den Dickdarm gelangt, wo er von den dort angesiedelten Mikroorganismen zersetzt wird (siehe auch Seite 20). Dabei entstehen Darmgase und Fettsäuren. Diese Abbauprodukte sind der Grund für die diversen Symptome. Die Darmgase führen zu einem harten Blähbauch (Meteorismus), zu Bauchgeräuschen (»Bauchgrummeln«), abgehenden Winden (Flatulenz) oder auch zu Luftaufstoßen. Die Fettsäuren hingegen verursachen Durchfälle und durchfallartige Beschwerden. Vielleicht verspüren Sie sogar Schmerzen im Unterbauch oder Bauchkrämpfe.

Aber auch Völlegefühl, Sodbrennen mit saurem Aufstoßen und Übelkeit nach dem Essen treten als Folge von Milchzuckerunverträglichkeit auf. In manchen Fällen kann die Übelkeit so stark sein, dass es zu Erbrechen kommt. Eine unbehandelte Laktose-Intoleranz kann sogar zu Nervosität, Abgeschlagenheit, Schlafstörungen oder Hautproblemen führen.

Welche Kombination von Symptomen auftritt, ist von Mensch zu Mensch verschieden. Ebenso individuell ist die Stärke der Beschwerden. Nicht selten sind sie sehr belastend und werden häufig sogar als peinlich empfunden. Eine konsequent behandelte Laktose-Intoleranz garantiert Ihnen jedoch schon bald ein entspanntes, beschwerdefreies Leben.

Die Magen-Darm-Symptome bei Laktose-Intoleranz ähneln denen eines Reizdarms. Deshalb kommt es verschiedentlich vor, dass die wahre Ursache übersehen wird und fälschlicherweise ein Reizdarm diagnostiziert wird.

Auf der folgenden Seite finden Sie einen Fragebogen, der Ihnen eine erste Einschätzung erlaubt, ob Ihren Beschwerden eine Laktose-Intoleranz zugrunde liegen kann.

DARMPROBLEME ABSTELLEN

Lang anhaltende Darmbeschwerden schädigen auf Dauer Ihr Immunsystem – ein Grund mehr, die Behandlung Ihrer Laktose-Intoleranz sofort anzugehen.

Test: Habe ich eine Laktose-Intoleranz?

Dieser Fragebogen soll Ihnen bei der Einschätzung helfen, ob Sie eine Laktose-Intoleranz haben. Beachten Sie bitte, dass der Test keinesfalls den Besuch beim Arzt ersetzt, sondern ausschließlich einen ersten Hinweis liefert.

Bitte beantworten Sie die folgenden Fragen:	Ja	Nein
> Haben nahe Verwandte eine Laktose-Intoleranz?	☐	☐
> Müssen Sie oft aufstoßen?	☐	☐
> Haben Sie häufiger Sodbrennen?	☐	☐
> Leiden Sie an Blähungen?	☐	☐
> Haben Sie häufiger »Bauchgrummeln«?	☐	☐
> Leiden Sie häufiger an Völlegefühl?	☐	☐
> Haben Sie häufiger breiigen oder wässrigen Stuhlgang?	☐	☐
> Leiden Sie an Bauchschmerzen oder Bauchkrämpfen?	☐	☐
> Trinken Sie regelmäßig Milch (auch im Kaffee, Cappuccino oder Tee)?	☐	☐
> Haben Sie Magen-Darm-Beschwerden, nachdem Sie Milch oder milchhaltige Lebensmittel (z. B. Cappuccino) getrunken haben?	☐	☐
> Essen oder trinken Sie täglich eins oder mehrere der folgenden Milchprodukte: Joghurt, Dickmilch, Kefir, Buttermilch, Frischkäse, Quark?	☐	☐
> Haben Sie Magen-Darm-Beschwerden, nachdem Sie eins der vorhergehend genannten Milchprodukte gegessen oder getrunken haben?	☐	☐
> Essen Sie regelmäßig Pudding, Milchspeiseeis oder Sahneeis?	☐	☐
> Haben Sie Magen-Darm-Beschwerden, nachdem Sie Pudding oder Eis gegessen haben?	☐	☐
> Treten Ihre Beschwerden ½ bis 3 Stunden nach dem Essen auf?	☐	☐
> Bessern sich Ihre Beschwerden, wenn Sie Urlaub im Ausland machen?	☐	☐
> Leiden Sie häufiger unter Kopfschmerzen?	☐	☐
> Fühlen Sie sich oft müde und abgespannt?	☐	☐

Haben Sie mehr als sieben der vorhergehenden Fragen mit »Ja« beantwortet, ist dies ein ernst zu nehmender Anhaltspunkt, dass Sie unter einer Laktose-Intoleranz leiden können. Besprechen Sie mit Ihrem Arzt unbedingt das weitere Vorgehen, um zu einer sicheren Diagnose zu gelangen.

Finden Sie sich mit den Beschwerden nicht ab!

Die Zahl der Patienten, die sich mit der Diagnose Laktose-Intoleranz in unserer Ernährungsberatungspraxis vorstellen, ist in den letzten Jahren gestiegen. Diesen Trend beobachten jedoch nicht nur wir. Es ist nicht klar, ob immer mehr Menschen von Laktasemangel betroffen sind oder ob die steigenden Zahlen darauf beruhen, dass sowohl Ärzte als auch die Betroffenen selbst aufmerksamer gegenüber Bauchbeschwerden geworden sind. In einigen Fällen kann man aufgrund der Berichte Letzteres vermuten.

Einige Betroffene erzählen, dass sie sich über Jahre so an ihre Magen-Darm-Symptome gewöhnt hatten, dass sie gar nicht auf die Idee kamen, deswegen zum Arzt zu gehen. Erst durch einen Artikel über Laktose-Intoleranz hätten sie bemerkt, dass sie viele der beschriebenen Symptome an sich selbst feststellen konnten. Ihr Arzt diagnostizierte dann nach einem Test Laktose-Intoleranz – und sie hatten den ersten Schritt in ein beschwerdefreies Leben getan.

Den Arzt unterstützen

Damit Ihr Arzt eine Laktose-Intoleranz möglichst schnell erkennen kann, ist er darauf angewiesen, dass Sie ihm über Ihre Symptome genau und vor allem vollständig berichten.

In unserer ernährungstherapeutischen Praxis erfahren wir immer wieder, dass viele Menschen ihrem Arzt von bestimmten Beschwerden noch gar nicht erzählt haben. Ein Beispiel: Eine unserer Patientinnen hatte ihren Arzt wegen Schmerzen in der Herzgegend konsultiert, ihm jedoch nichts von ihren Bauchschmerzen nach dem Essen erzählt. Da Herzschmerzen Anzeichen einer lebensbedrohlichen Situation sein können, hatte sich die ärztliche Aufmerksamkeit intensiv auf das Herz konzentriert, zumal scheinbar keine anderen Symptome vorlagen. Diverse Untersuchungen bei der Patientin ergaben, dass mit ihrem Herzen alles in Ordnung war. Ihre Schmerzen jedoch blieben unverändert und es dauerte noch einige Zeit, bis man entdeckte, dass sie durch den Blähbauch nach dem Essen hervorgerufen wurden.

Sie können zum Arztbesuch auch den nebenstehenden Fragebogen mitnehmen, den Sie durch weitere Symptome ergänzt haben.

STICHPUNKTLISTE
Machen Sie sich vor dem Arztbesuch zu Hause eine Liste mit allen Beschwerden – so werden Sie nicht vergessen, wichtige Symptome zu nennen.

Erste Hilfe: Das Wichtigste auf einen Blick

Sie können sich in diesem Ratgeber nach und nach ausführlich informieren, was Laktose-Intoleranz ist und wie Sie sie in den Griff bekommen. Die nachfolgende Kurzfassung ist eine schnelle Erste Hilfe für den Alltag. Sie haben hier sofort die wichtigsten Informationen auf einen Blick, damit es Ihnen bereits in kurzer Zeit besser geht.

Die Vier-Punkte-Auswahl beim Einkaufen und Essen

Die effektive Behandlung einer Laktose-Intoleranz startet mit Laktose-Karenz, das heißt, Sie verzichten vier bis sechs Wochen lang auf Lebensmittel, die Laktose enthalten, aber nicht generell auf Milchprodukte. Während dieser Phase des Laktoseverzichts kann sich Ihr Darm wieder erholen. Da Sie nicht grundsätzlich auf Milchprodukte, sondern nur auf Produkte mit Milchzucker verzichten, können Sie sich auch während der Karenzphase optimal mit Nährstoffen versorgen.

Mit dem Einkauf fängt die Veränderung an:

1. Laktosehaltige »normale« Milch und daraus hergestellte Milchprodukte weglassen.
2. Laktosefreie Milch und laktosefreie Ersatzprodukte verwenden.
3. Von Natur aus laktosearme Käsesorten wählen, also Schnittkäse, Hartkäse (außer Chester), Weichkäse.
4. Halbfertigprodukte, Fertiggerichte und Fastfood vermeiden, sie enthalten einen nicht kalkulierbaren Milchzuckeranteil.

So vermeiden Sie natürliche Laktose

Laktose steckt natürlicherweise in Milch und in allen daraus hergestellten Milchprodukten, Sauermilchprodukten sowie einigen Käsesorten. Denken Sie auch an Lebensmittel, denen Milch oder Milchprodukte zugesetzt wurden, wie Kaffeespezialitäten (Cappuccino, Latte Macchiato, Irish Coffee) sowie Shakes und Cocktails.

Diese Lebensmittel sollten Sie in den ersten Wochen konsequent meiden:

> Milch: Kuhmilch, Schafmilch, Ziegenmilch, Stutenmilch
> Sauermilchprodukte: Buttermilch, Dickmilch, Joghurt, Kefir
> Sahne und Ähnliches: Sahne, saure Sahne, Schmand, Kaffeesahne, Kondensmilch
> Frischkäsearten: Frischkäse, Hüttenkäse (körniger Frischkäse), Fetakäse, Quark, Ricotta, Schichtkäse, Mascarpone
> die Hartkäsesorte Chesterkäse (Cheddar)
> Kochkäse und Schmelzkäse

Verwenden Sie laktosefreie Lebensmittel

Bei Milch und vielen Milchprodukten gibt es zahlreiche laktosefreie Varianten, die Sie mittlerweile in fast jedem Supermarkt und sogar in einigen Discountmärkten finden – häufig gibt es zur besseren Übersicht sogar ein gekennzeichnetes Regalfach. Sie können sämtliche laktosefreien Naturprodukte essen oder trinken, das heißt laktosefreie Milch und laktosefreie Milchprodukte ohne weitere Zutaten. Laktosefreie Produkte haben einen Restlaktosegehalt von weniger als 0,1 g pro 100 g Lebensmittel. Sie erkennen sie beim Einkauf an folgenden Bezeichnungen:

> LACtosefrei
> laktosefrei
> lactosefrei
> MinusL

So vermeiden Sie versteckte Laktose

Die Nahrungsmittelwelt ist mit der industriellen Verarbeitung immer undurchschaubarer geworden. Milch und Milchbestandteile werden Lebensmitteln zugesetzt, bei denen man zunächst überhaupt nicht an Milch denkt. So enthalten manche Würstchen Joghurt, weil er den Fettgehalt senkt, oder Bratenaufschnitt wird mit Milchzucker hergestellt, da dieser die Bräunung der Kruste fördert.

Wenn Sie Milchzucker sicher vermeiden wollen, sollten Sie am besten nur Naturprodukte essen beziehungsweise Ihre Mahlzeiten aus Naturprodukten zubereiten. Denn nur bei Gerichten, die Sie aus natürlichen Zutaten selbst zubereiten, können Sie auch sicher sein, dass sie Ihnen keine Beschwerden verursachen werden.

Milch und Milchprodukte, die Sie bedenkenlos genießen können

Viele Milchprodukte sind von Natur aus laktosearm und enthalten Milchzucker nur in Spuren. Sie können deshalb Weißschimmelkäse wie Camembert und Brie sowie Blauschimmelkäse wie Gorgonzola und Roquefort unbesorgt genießen. Auch die meisten Hartkäse und Schnittkäse enthalten nur minimale Laktosemengen. Essen Sie aber auch von diesen Lebensmitteln keine großen Portionen auf einmal, sondern verteilen Sie sie auf drei bis vier Mahlzeiten pro Tag, so dass Ihr Körper zwischendurch genügend Zeit für die Verdauung der Laktose hat.

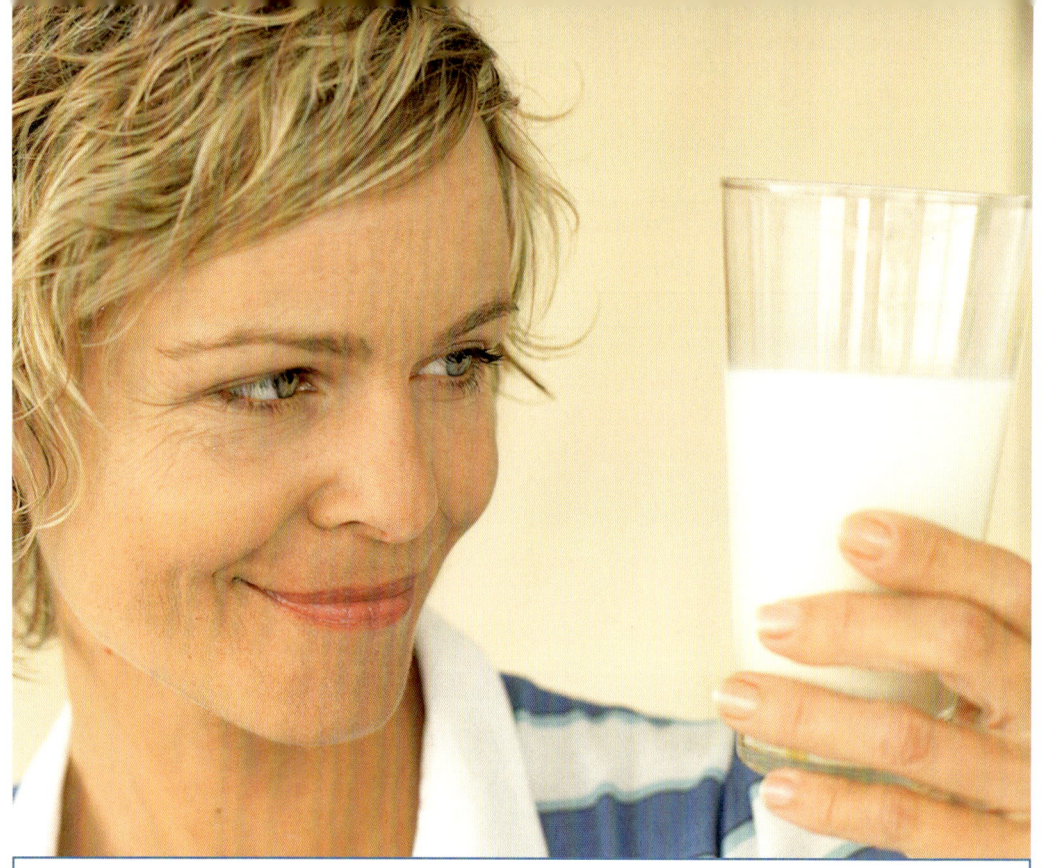

Wie wirkt sich Laktose-Intoleranz aus?

In ihrer ursprünglichen Form ist Laktose unserem Organismus nicht von Nutzen. Erst wenn sie das Verdauungssystem bis zum Dünndarm passiert hat und von dem dort produzierten Enzym Laktase in seine Bestandteile aufgespalten wurde, ist sie für unseren Körper verwertbar. Funktioniert diese Aufspaltung nicht, so signalisiert uns das unser Verdauungssystem mit Beschwerden. Die Abhilfe ist ganz einfach: Meiden Sie Laktose ganz oder teilweise, denn Laktose-Intoleranz ist keine Krankheit, die es zu heilen gilt.

Was ist Laktose?

Der Begriff Laktose setzt sich zusammen aus dem lateinischen Wort für Milch (lac) und der chemischen Endsilbe für Zucker (-ose). Laktose ist demzufolge Milchzucker, der Zucker der Milch. Dieses Kohlenhydrat gehört zu den Disacchariden oder Zweifachzuckern. Damit unser Körper sie aufnehmen und verwerten kann, werden sie im Dünndarm mithilfe des Verdauungsenzyms Laktase in die beiden Monosaccharide oder Einfachzucker Glukose (Traubenzucker) und Galaktose (Schleimzucker) aufgespalten (siehe Seite 19). Diese beiden Zucker können die Darmwand passieren, in den Blutkreislauf gelangen und stehen dem Stoffwechsel zu Verfügung.

Natürlicherweise kommt Laktose in der Milch der Menschen – der Frauenmilch oder Humanmilch – sowie in der Milch fast sämtlicher Säugetiere vor. Für Säuglinge, egal ob Mensch oder Tier, ist Milch in den ersten Wochen die einzige Nahrung und damit ein lebenswichtiger Energielieferant.

Die Milch der einzelnen Spezies hat jeweils charakteristische Anteile an Laktose, Eiweiß und Fett. Die Kombination der verschiedenen Nährstoffe ist auf die Bedürfnisse der jeweiligen Säuglinge abgestimmt. So ist beispielsweise für ein kleines Kalb der schnelle Aufbau von Knochenmasse wichtig, wofür es viel Eiweiß braucht, während bei einem menschlichen Säugling der Schwerpunkt auf der Entwicklung des Gehirns liegt.

MUTTERMILCH OHNE LAKTOSE …

Weltweit ist der Seelöwe der einzige Säuger, der laktosefreie Milch produziert.

Inhaltsstoffe der Milch (in g/100 g)			
	Laktose	Eiweiß	Fett
Büffelmilch	4,9	4,0	8,0
Frauenmilch	4,9 – 9,5	1,0 – 1,4	3,5 – 4,6
Kuhmilch	4,4 – 4,8	3,1 – 3,7	3,6 – 3,9
Schafmilch	4,3 – 5,2	5,0 – 11,6	2,0 – 13,0
Stutenmilch	6,2	2,1 – 2,3	1,3 – 2,0
Ziegenmilch	4,0 – 4,9	2,9 – 4,7	3,4 – 5,1

Laktosehaltige Lebensmittel

Laktose ist jedoch nicht nur in Milch, sondern auch in allen daraus hergestellten Produkten enthalten. Sie haben vielleicht schon festgestellt, dass Sie einen Becher Joghurt besser vertragen als einen Milchkaffee. Der Grund dafür ist, dass Sauermilchprodukte wie Joghurt und saure Sahne weniger Laktose enthalten als Milch. Im Käse dagegen ist der Laktosegehalt vom Grad der Reifung abhängig. Je länger er gereift ist, desto weniger Laktose enthält er.
Diese Lebensmittel enthalten Laktose:

> Milch von Kühen, Schafen, Ziegen sowie anderen Säugetieren
> Milchprodukte wie Buttermilch, Dickmilch, Crème fraîche, Frischkäse, Joghurt, Kefir, Sahne, saure Sahne, Schmand, Quark sowie die Hartkäsesorten Emmentaler und Chester
> Industriell hergestellte Lebensmittel und Fastfood können Laktose in unterschiedlichen Anteilen enthalten.

Über den genauen Laktosegehalt von Lebensmitteln informiert Sie die Tabelle auf den Seiten 41 bis 43.

Wofür unser Körper Laktose verwendet

KALZIUM
In Kombination mit Vitamin D oder kleinen Mengen Zitronensäure aus Zitrusfrüchten, Äpfeln oder Beeren kann unser Körper Kalzium gut verwerten.

Laktose gelangt nach der Verdauung in Form seiner Bausteine über den Dünndarm in den Blutkreislauf und wird von unseren Körperzellen in Energie umgewandelt. Wie alle Kohlenhydrate liefert auch Laktose pro Gramm vier Kilokalorien Energie.
Darüber hinaus fördert Laktose die Aufnahme des lebenswichtigen Mineralstoffs Kalzium. Sie bildet mit Kalzium wasserlösliche Komplexe, aus denen der Körper den Mineralstoff gut aufnehmen kann. In Knochen und Zähnen ist Kalzium der Hauptbestandteil. Zudem ist Kalzium an der Blutgerinnung beteiligt, für die Reizleitung zwischen Nerven und Muskulatur verantwortlich sowie für die Aktivierung einiger Enzyme und Hormone zuständig.

Technologischer Tausendsassa

Laktose hat eine Reihe von Eigenschaften, die der Lebensmittelindustrie von großem Nutzen sind, zum Beispiel als Weichmacher, Bindemittel oder Trägersubstanz. Deshalb ist Laktose in vielen verarbeiteten Lebensmitteln und auch in Arzneimitteln enthalten.

> Laktose zeichnet sich durch hohes Wasserbindevermögen aus. Dadurch ist sie bestens geeignet, Lebensmitteln eine höhere Festigkeit, ein größeres Volumen oder auch mehr Gewicht zu verleihen, ohne ihren Energiewert wesentlich zu erhöhen. Die Lebensmittelindustrie setzt Laktose beispielsweise in fettreduzierten Würsten oder in Backwaren ein.
> Milchzucker reagiert mit Eiweißen. Unter Hitzeeinwirkung entstehen dabei neue geschmacks- und farbgebende Verbindungen. Die Lebensmittelindustrie verwendet Milchzucker, damit Braten, Gebäck und Pommes frites schön braun werden.
> Milchzucker eignet sich bestens als Trägersubstanz für Aromen, Gewürze, Süßstofftabletten, Medikamente, Geschmacksverstärker und Zahnpasta. Viele Aromen, die beispielsweise bei der Wurstherstellung eingesetzt werden, haben Laktose als Trägersubstanz und lassen sich so schön gleichmäßig im Produkt verteilen. Präparate zur Gewichtsreduktion oder zum Muskelaufbau sind häufig auf Milchpulverbasis hergestellt.

ARZNEIMITTEL
Wenn Sie bereits auf kleine Mengen Laktose empfindlich reagieren, sollten Sie in der Apotheke immer nach einem laktosefreien Alternativ-Medikament fragen.

Wie süß ist Milchzucker?

Milchzucker hat nur etwa ein Fünftel der Süßkraft von Haushaltszucker. Auch die Einzelbestandteile des Milchzuckers – Glukose und Galaktose – erreichen die Süßkraft von Haushaltszucker nicht. Weil Laktose nur leicht süß schmeckt, ist es möglich, dass die Industrie sie auch in herzhaften Lebensmitteln wie Würsten oder Fertiggerichten verwendet, ohne dass die Verbraucher durch einen süßen Nebengeschmack irritiert wären.

Alle Zuckerarten haben eine unterschiedliche Süßkraft. Will man sie vergleichen, werden sie in Bezug zu Haushaltszucker angegeben. Dafür erhält Haushaltszucker einen Vergleichswert – beispielsweise 100 – und die anderen Zucker werden daran gemessen. Laktose oder Milchzucker hat eine Süßkraft von 20. Das bedeutet, dass man ein Lebensmittel mit der fünffachen Menge Laktose anreichern muss, damit es genauso süß schmeckt wie mit Haushaltszucker.

Die Süßkraft der Zuckerarten	
Haushaltszucker	100*
Laktose (Milchzucker)	20
Glukose	75
Galaktose	32
* Vergleichswert	

Die Ursachen der Laktose-Intoleranz

Wir können Laktose erst verwerten, wenn sie im Dünndarm durch das Enzym Laktase in Glukose und Galaktose aufgespalten wurde. Eine der häufigsten Ursachen für Verdauungsprobleme ist ein Mangel an Laktase. Wie viel Laktase vom Körper produziert wird, ist individuell sehr verschieden. Menschen, die von einer Laktose-Intoleranz betroffen sind, vertragen unterschiedlich viel Laktose. Die einen können über den Tag verteilt bis zu 10 g Laktose problemlos verdauen – das entspricht etwa 200 ml Milch –, andere dagegen reagieren bereits bei minimalen Laktosemengen schon sehr sensibel und bekommen Beschwerden.

So funktioniert die Verdauung

Alles, was wir essen oder trinken, gelangt vom Mund über die Speiseröhre in den Magen und schließlich in den Dünndarm. Im Mund wird die Nahrung zerkleinert und eingespeichelt, im Magen durch Muskelkontraktionen weiter zermalmt und mithilfe von Magensäure zersetzt. Hier werden die Eiweiße für die Verdauung vorbereitet und ein geringer Teil der Fette wird schon verdaut.
Der Dünndarm – er hat bei Erwachsenen eine Länge von fünf bis sechs Metern – ist der Hauptort der Nährstoffaufnahme. Größere Moleküle werden dort mithilfe von Enzymen zerlegt und anschließend über die Zellen der Dünndarmschleimhaut ans Blut

LAKTASEAKTIVITÄT SCHON BEI BABYS IM MUTTERLEIB

Milch ist die erste und einzige Nahrung für Neugeborene. Deshalb wird der Organismus der ungeborenen Babys im Mutterleib bereits während der Schwangerschaft auf die Verdauung von Milchzucker vorbereitet. Ab der 23. Schwangerschaftswoche entwickelt sich die Laktaseaktivität. Sie beträgt zu dieser Zeit etwa zehn Prozent des späteren Maximalwerts.

Zwischen der 25. und 34. Woche steigt die Laktaseaktivität auf 30 Prozent und weiter auf 70 Prozent in der 34. und 35. Woche. Während der Stillzeit bleibt die Aktivität hoch, mit dem Abstillen beginnt sie langsam zu sinken. Bei manchen Erwachsenen fällt die Laktaseaktivität bis auf fünf Prozent des ursprünglichen Maximalwerts.

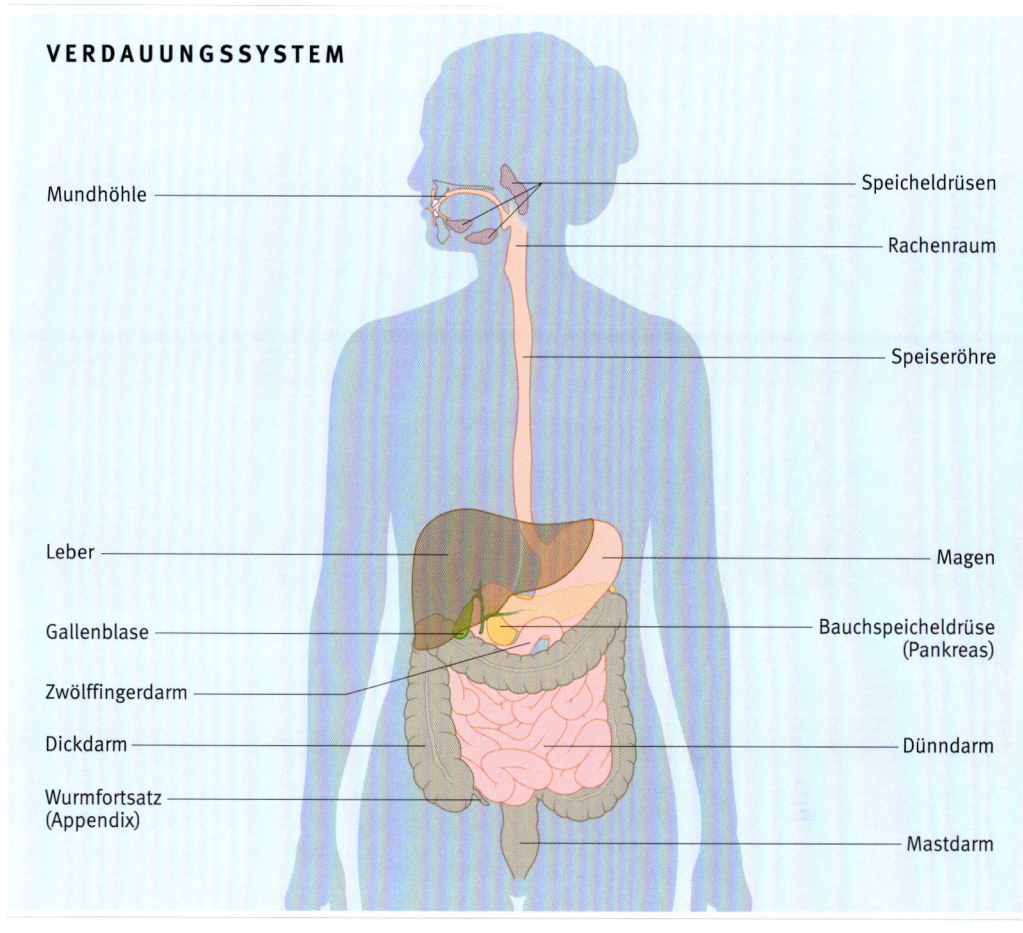

VERDAUUNGSSYSTEM

Mundhöhle

Speicheldrüsen

Rachenraum

Speiseröhre

Leber

Magen

Gallenblase

Bauchspeicheldrüse (Pankreas)

Zwölffingerdarm

Dickdarm

Dünndarm

Wurmfortsatz (Appendix)

Mastdarm

abgegeben. Auch Laktose-Moleküle sind zu groß, um resorbiert zu werden, das heißt, sie können vom Darm nicht direkt in den Blutkreislauf gelangen. Deshalb werden sie in die Einfachzucker Glukose und Galaktose gespalten (siehe Illustration Seite 20). Diese können die Dünndarmwand passieren, werden ins Blut aufgenommen und stehen als Energie für die Muskulatur und das Nervensystem zur Verfügung. Die Spaltung von Laktose erfolgt mithilfe des Enzyms Laktase (Beta-Galaktosidase), das in den Zellen der Dünndarmschleimhaut gebildet wird.

Unsere Verdauung beginnt im Mund und endet im Mastdarm. Im Dünndarm werden die Nährstoffe aus dem Essen dem Stoffwechsel zugeführt.

Wenn Laktose nicht verdaut wird

Ist zu wenig Laktase im Dünndarm vorhanden, kann die Aufspaltung nicht stattfinden und unverdaute Laktose gelangt vom Dünndarm in die unteren Dickdarmabschnitte. Dort wird sie von den dort angesiedelten Dickdarmbakterien zersetzt, wobei die Gase Methan (CH_4), Kohlenstoffdioxid (CO_2) und Wasserstoff (H_2) sowie organische Säuren (Essigsäure, Propionsäure) und kurzkettige Fettsäuren (vor allem Buttersäure) entstehen.

Die Gase Kohlenstoffdioxid und Methan sammeln sich im Dickdarm und verursachen Blähungen, Blähbauch und Bauchschmerzen. Der Druck ist teilweise so hoch, dass auch Herzschmerzen auftreten. Die verschiedenen Gase entweichen größtenteils über den After. Wasserstoff gelangt auch über den Blutweg zur Lunge und wird abgeatmet. Empfindliche Menschen reagieren hierauf mit heftigem Schwindel. Die Wasserstoff-Abatmung wird auch zum Nachweis von Laktose-Intoleranz genutzt (siehe Seite 26).

Die entstandenen Säuren regen die Darmbewegung an, verstärken den Stuhldrang und führen zu Durchfall.

Die unverdaute Laktose selbst bewirkt ebenfalls Magen-Darm-Symptome. Da Laktose große Wassermengen binden kann, erhöht sie den osmotischen Druck im Darm, so dass Wasser in den Darm strömt, um den Druck auszugleichen. Das Flüssigkeitsvolumen kann dabei bis auf das Fünffache steigen. Dieser abführende Effekt des Milchzuckers wird auch als osmotischer Durchfall bezeichnet.

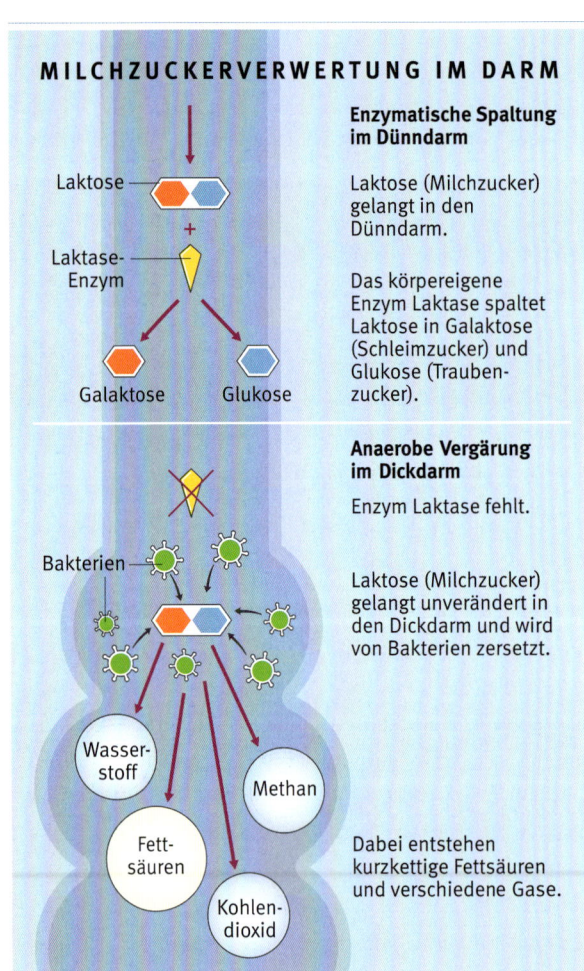

MILCHZUCKERVERWERTUNG IM DARM

Enzymatische Spaltung im Dünndarm

Laktose

Laktase-Enzym

+

Galaktose   Glukose

Laktose (Milchzucker) gelangt in den Dünndarm.

Das körpereigene Enzym Laktase spaltet Laktose in Galaktose (Schleimzucker) und Glukose (Traubenzucker).

Anaerobe Vergärung im Dickdarm

Bakterien

Wasserstoff

Methan

Fettsäuren

Kohlendioxid

Enzym Laktase fehlt.

Laktose (Milchzucker) gelangt unverändert in den Dickdarm und wird von Bakterien zersetzt.

Dabei entstehen kurzkettige Fettsäuren und verschiedene Gase.

Die Formen der Laktose-Intoleranz

Wer keinen Milchzucker verträgt, hat zu wenig Laktase im Dünndarm, ganz gleich, welche Form von Intoleranz vorliegt. In der Medizin werden drei Arten der Laktose-Intoleranz unterschieden:

> primärer Laktasemangel
> sekundärer Laktasemangel
> kongenitaler Laktasemangel (Alaktasie)

Primärer Laktasemangel

Der primäre Laktasemangel, auch genetischer oder angeborener Laktasemangel genannt, zeigt sich meist erst im Erwachsenenalter, kann aber auch schon bei Jugendlichen und Kindern auftreten. Da diese Form der Laktose-Intoleranz vererbt wird, kommt sie in Familien meist gehäuft vor.

In Deutschland sind 15 bis 20 Prozent der Bevölkerung laktoseintolerant, wobei Frauen und Männer zu gleichen Teilen betroffen sind. Damit kann für Deutschland derzeit mit etwa 12 bis 16 Millionen Betroffenen gerechnet werden.

Weltweit gesehen ist Laktose-Intoleranz im Erwachsenenalter jedoch der Normalzustand. Nach Schätzungen verträgt mehr als 75 Prozent der erwachsenen Weltbevölkerung keinen Milchzucker. Denken Sie ab und zu an diesen »physiologischen Normalzustand«, es kann Ihnen dabei helfen, Ihre Einschränkungen nicht als Krankheit anzusehen.

In Afrika, Asien und Südamerika sind zwischen 60 und über 95 Prozent der erwachsenen Bevölkerung laktoseintolerant. Da in diesen Regionen traditionell milcharm gegessen wird, ist der Laktasemangel dort unproblematisch.

Vielleicht haben Sie während eines Urlaubs in südlichen oder östlichen Ländern eine Besserung Ihrer Beschwerden bemerkt und dies der entspannenden Feriensituation zugeschrieben. Wahrscheinlicher ist jedoch, dass die andere Ernährung in diesen Ländern der wahre Grund für Ihre Beschwerdefreiheit war. Denken Sie zum Beispiel an die traditionelle türkische Küche. Sie wird auch die »rote Küche« genannt, weil Tomaten und Paprika die Grundlage vieler Saucen bilden. Sahnesaucen kommen dagegen

ÜBERLEBENSVORTEIL
Die Fähigkeit, Laktose zu verdauen, entwickelte sich als genetische Mutation im Lauf der Evolution. Menschen, die milchproduzierende Haustiere hielten, hatten einen Überlebensvorteil, wenn sie Milch als wichtige Nahrungsquelle nutzen konnten.

Laktose-Intoleranz weltweit *	
Nordeuropäer	bis 5 %
Tuareg (Nordafrika)	bis 13 %
Mitteleuropäer	15 bis 20 %
Tutsi (Ruanda)	bis 20 %
Südeuropäer	40 bis 70 %
Kanadier	bis 60 %
Nordamerikaner	bis 60 %
Südamerikaner	bis 75 %
Afroamerikaner	bis 80 %
Inuit (Alaska)	bis 80 %
Aborigines (Australien)	bis 85 %
Afrikaner	über 95 %
Asiaten	über 95 %

* Schätzungen in Prozent der Gesamtbevölkerung (Ober-mayer-Pietsch B., Journal für Mineralstoffwechsel, 2008)

kaum vor. Dafür wird in Maßen Joghurt verwendet, den viele laktoseintolerante Menschen noch vertragen. Sie sehen also, dass man trotz Laktasemangels bei dieser Ernährungsweise so gut wie keine Einschränkungen hat.

Ganz anders ist die Situation in Deutschland. Hier genießen Milch und Sauermilchprodukte wie Dickmilch, Joghurt und Kefir ein hohes Ansehen als gesundheitsfördernde Lebensmittel – auch für Erwachsene. Werbekampagnen mit prominenter Unterstützung und Slogans wie »Milch ist meine Stärke« und »Die Milch macht's« bekräftigen das positive Image. In vielen Haushalten führen Milchprodukte die Hitliste der Lebensmittel an. Ein Laktasemangel wirkt sich in unseren Breiten deshalb in viel stärkerem Maße aus als in Kulturen mit klassisch milcharmen Essgewohnheiten.

Sekundärer Laktasemangel

Dieser Begriff bezeichnet eine Form der Laktose-Intoleranz, die nicht genetisch bedingt ist, sondern durch andere Erkrankungen hervorgerufen wurde, beispielsweise durch Zöliakie. Diese Unverträglichkeit gegen das Klebereiweiß in Getreide (Gluten) wird durch eine Immunreaktion gegen Gluten verursacht und führt zu Entzündungen des Dünndarms mit ausgedehnter Zerstörung der Schleimhautzellen. Durch diese Beeinträchtigung der Darmzellen kommt es zu einer verminderten Laktaseproduktion.

Andere Ursachen für Schädigungen der Dünndarmschleimhaut und den dadurch bedingten sekundären Laktasemangel sind chronisch entzündliche Darmerkrankungen, wie Morbus Crohn. Auch Magen- und Darm-Infektionen sowie Antibiotika- oder Zytostatika-Behandlungen können einen Laktasemangel bedingen. Mangelernährung und Untergewicht als Folge von Magersucht oder Bulimie können ebenfalls die Verursacher einer verminderten Laktaseproduktion sein. Eine Mangelernährung geht auch mit Defiziten an lebenswichtigen Eiweißbausteinen einher. In dieser unterversorgten Situation können körpereigene Eiweiße wie Enzyme nicht ausreichend produziert werden.

Nach der erfolgreichen Behandlung der Grunderkrankung ist die Darmschleimhaut häufig wieder in der Lage, ausreichend Laktase zu produzieren, so dass die Laktose-Intoleranz lediglich eine vorübergehende Erscheinung ist. Solange der Darm gereizt oder entzündet ist und nicht genügend Laktase herstellt, sollten Sie auf milchzuckerhaltige Lebensmittel unbedingt verzichten.

Kongenitaler Laktasemangel

Der schon bei der Geburt bestehende Laktasemangel, auch Alaktasie genannt, ist durch das völlige Fehlen von Laktase gekennzeichnet. Er ist sehr selten und äußert sich in den ersten Lebenswochen mit schweren Durchfällen, Austrocknung und Unterernährung. Ein kongenitaler Laktasemangel muss unbedingt durch den Kinderarzt behandelt werden, um Hirnschädigungen durch Mangelernährung zu verhindern. Stillen ist nicht möglich, da die Säuglinge die Muttermilch nicht vertragen. Babys mit diesem Laktasemangel müssen mit laktosefreier Säuglingsmilch ernährt werden.

Ein weiterer Grund für eine bei der Geburt bestehende Laktose-Intoleranz kann jedoch auch sein, dass der Darm des Babys noch nicht voll entwickelt war. Dann besteht die Hoffnung, dass sich die Laktase-Produktion und damit die Milchzuckerverträglichkeit in den ersten Lebensmonaten noch steigert.

Die Symptome der Laktose-Intoleranz

Die typischen Symptome von Milchzuckerunverträglichkeit betreffen den Magen-Darm-Trakt. Haben Sie unmittelbar nach dem Genuss von Milch oder Milchprodukten Verdauungsbeschwerden, geht der Verdacht bald in Richtung Laktose-Intoleranz. Es gibt jedoch eine Reihe unspezifischer Symptome, die eine Diagnose sehr schwierig machen. Ein Ernährungstagebuch (siehe beiliegender GU-Folder) hilft Ihnen, einen Zusammenhang zwischen Nahrungsaufnahme, körperlicher Betätigung, seelischer Belastung und Beschwerden herzustellen.

STUHLGANG NACH DEM ESSEN

Verspüren Sie regelmäßig nach Ihrem laktosehaltigen Frühstück Stuhldrang, so ist das nicht unbedingt ein Hinweis auf Laktose-Intoleranz. Der Drang kann auch durch Dehnungsreize im Magen ausgelöst worden sein. Die Stuhlentleerung direkt nach Mahlzeiten nennt man den Gastro-Kolon-Reflex.

Die typischen Symptome

In welchem zeitlichen Abstand nach dem Genuss von laktosehaltigen Lebensmitteln Ihre Magen-Darm-Beschwerden auftreten, ist von verschiedenen Faktoren abhängig, etwa von der Zusammensetzung Ihrer Mahlzeiten und der Darmbewegung. Ballaststoffe in der Nahrung, aber auch psychische Faktoren wie Stress sowie hormonelle Einflüsse beschleunigen beispielsweise die Darmpassage. Meist beträgt der Abstand zwischen Nahrungsaufnahme und Beschwerden 30 Minuten bis 3 Stunden.

Magen-Darm-Beschwerden bei Laktose-Intoleranz	
> Völlegefühl nach dem Essen	> abgehende Winde (Flatulenzen)
> Übelkeit nach dem Essen	> krampfartige Bauchschmerzen
> Luftaufstoßen	> erhöhte Stuhlfrequenz
> Erbrechen	> breiiger Stuhl
> Bauchgeräusche	> wässrige Durchfälle
> Blähbauch (Meteorismus)	

Unspezifische Symptome

Die Symptome der Laktose-Intoleranz sind nicht immer eindeutig auf den Magen-Darm-Trakt beschränkt. In seltenen Fällen können auch völlig unspezifische Beschwerden auftreten. Die Ursache dieser Beschwerden ist unklar. Diskutiert wird, ob die Gärungsprodukte der unverdauten Laktose dafür verantwortlich sind. Denkbar ist auch, dass man chronische Magen-Darm-Beschwerden nicht mehr wahrnimmt, sie jedoch so belastend sind, dass sie zu Abgeschlagenheit und depressiven Verstimmungen führen. In diesen Fällen ist es weitaus komplizierter, eine Laktoseunverträglichkeit als Ursache des gestörten Wohlbefindens zu erkennen. Eine ausführliche Anamnese, verbunden mit der Frage nach Unverträglichkeiten bei engen Verwandten, führen am schnellsten zur Diagnose. Es kommt sogar immer wieder vor, dass Menschen wegen der unspezifischen Symptome bei unerkannter Laktose-Intoleranz in psychiatrische und psychotherapeutische Therapie überwiesen werden.

Weitere Beschwerden bei Laktose-Intoleranz

> Abgeschlagenheit

> Anspannungsgefühl

> Antriebsschwäche

> chronische Müdigkeit

> depressive Verstimmung/
  Niedergeschlagenheit

> Erschöpfungszustände

> Gliederschmerzen

> Hautprobleme

> innere Unruhe/Nervosität

> Konzentrationsstörungen

> Kopfschmerzen

> Mangelerscheinungen

> Schlafstörungen

> Schwindelgefühl

> subjektives Krankheitsgefühl

PROTOKOLL FÜHREN

Nehmen Sie in Ihr Ernährungstagebuch (siehe beiliegender GU-Folder) unbedingt auch solche Beschwerden mit auf, die Sie auf den ersten Blick nicht mit Ihrer Ernährung in Zusammenhang bringen können.

Der Grad der Beschwerden

Vielleicht vertragen Sie problemlos einen kleinen Becher Joghurt, vielleicht treten bei Ihnen aber bereits nach Medikamenten, die Milchzucker als Trägerstoff enthalten, Beschwerden auf. Der Schweregrad der Laktose-Intoleranz ist davon abhängig, ob in Ihrem Dünndarm das Enzym Laktase vollständig oder nur teilweise fehlt. Laktose-Intoleranz ist also sehr individuell – genauso wie das persönliche Schmerzempfinden. Die Beschwerden lassen sich deshalb nur sehr schwer objektivieren. Hinzu kommt, dass viele Betroffene die Symptome durch Laktose-Intoleranz schon längere Zeit gewohnt sind. Aussagen wie »Bauchschmerzen habe ich schon, solange ich mich erinnern kann« oder »Ich weiß gar nicht, wie es ist, keinen Blähbauch zu haben« sind deshalb nicht selten.

Die Kunst ist es, seinen Beschwerden das richtige Maß an Aufmerksamkeit zu schenken. Jeder kennt das: Lässt man sich von seinem Unwohlsein etwas ablenken, geht es einem schon gleich ein bisschen besser. Umgekehrt verstärken sich Schmerzen, wenn man ihnen zu viel Aufmerksamkeit schenkt.

Notieren Sie deshalb in Ihrem Ernährungstagebuch (siehe beiliegender GU-Folder) nicht nur die Beschwerden, sondern halten Sie auch fest, wenn es Ihnen gut geht. Auf diese Weise vermeiden Sie, dass Sie ernsthafte Symptome verdrängen, und stellen gleichzeitig sicher, dass Sie beschwerdefreie Phasen nicht übersehen.

Wie wird Laktose-Intoleranz festgestellt?

Wenn Sie Ihre Verdauungsprobleme längere Zeit genau beobachtet oder sogar ein Ernährungstagebuch geführt haben (siehe beiliegenden GU-Folder), können Sie Ihre Beschwerden vielleicht mit dem Genuss von milchzuckerhaltigen Nahrungsmitteln in Verbindung bringen. Teilen Sie Ihrem Arzt Ihren Verdacht mit, beziehungsweise zeigen Sie ihm Ihr Ernährungstagebuch.

Für eine sichere Diagnose gibt es drei Tests: zwei indirekte und einen direkten. Die indirekten Tests sind der Wasserstoff-Atemtest und der Laktose-Belastungstest. Sie geben Aufschluss darüber, ob Laktose über den Darm ins Blut aufgenommen werden kann oder ob eine Unverträglichkeit vorliegt. Falls eine Laktose-Intoleranz besteht, ist immer noch offen, ob diese angeboren ist oder ob ihr andere Erkrankungen oder Unverträglichkeiten zugrunde liegen.

Der direkte Test ist ein Gentest. Sein Ergebnis zeigt eindeutig, ob die Laktoseunverträglichkeit genetisch bedingt ist. Wurde dies ausgeschlossen, so bedeutet das nicht automatisch, dass Sie Laktose vertragen. Sie könnten an einem sekundären Laktasemangel leiden, also Milchzucker infolge einer anderen Erkrankung nicht vertragen. Besprechen Sie mit Ihrem Arzt, welches Testverfahren in Ihrem Fall empfehlenswert ist.

Der Wasserstoff-Atemtest

Der Wasserstoff-Atemtest oder Laktose-Toleranztest ist eine schnelle und häufig angewandte Methode zur Feststellung einer Laktose-Intoleranz. Viele Arztpraxen haben die entsprechende Ausrüstung. Das Verfahren ist, abgesehen von den Unannehmlichkeiten, die die Laktose-Intoleranz verursacht, absolut sanft und stellt keinen Eingriff in den Körper dar.

Am Testtag müssen Sie nüchtern sein, das heißt, Sie dürfen seit mindestens zwölf Stunden nichts gegessen und allenfalls kleine Mengen stilles Wasser getrunken haben.

Der Wasserstoff-Atemtest erfolgt meist mit einem Handgerät (ähnlich einem Alkoholtestgerät). Nach tiefem Einatmen wird der gesamte Lungeninhalt über ein Röhrchen ins Gerät gepustet und so zunächst der Vergleichswert ermittelt.

ESSEN VOR DEM TEST
Essen Sie am Abend vor dem Atemtest nichts Blähendes oder schwer Verdauliches wie Hülsenfrüchte oder Kohl. Das Testergebnis könnte durch die Gasbildung nach Genuss dieser Lebensmittel verfälscht werden.

Anschließend bekommen Sie eine Lösung aus 25 g Laktose und 200 ml Wasser beziehungsweise aus 50 g Laktose und 400 ml Wasser zu trinken (Kinder entsprechend ihres Körpergewichts weniger). Zum Vergleich: 25 g Laktose entsprechen beispielsweise der Milchzuckermenge in einem halben Liter Milch.

Dann wird alle 15 Minuten oder alle 30 Minuten der Wasserstoffgehalt in Ihrer Atemluft gemessen. Falls die Laktose im Dünndarm nicht aufgespalten werden kann, wird sie durch die Darmbakterien unter anderem zu dem Gas Wasserstoff umgesetzt, das über die Darmschleimhaut in den Blutkreislauf und von dort in die Lunge gelangt. Über die Atemluft wird der Wasserstoff dann ausgeschieden (siehe Seite 20).

Liegt die Differenz zwischen Vergleichswert und maximal gemessenem Wert nach dem Laktosetrunk bei mehr als 20 ppm (parts per million, entspricht Milligramm pro Liter) heißt das, dass die Laktose vom Körper nicht aufgenommen wird. Ihr Befinden während des Tests und danach fließt natürlich ebenfalls in die Diagnose mit ein: ob Sie Blähungen hatten, Bauchgrummeln, Durchfall, ob Ihnen schwindlig war und dergleichen mehr.

Bei manchen Patienten kann ein Wasserstoff-Atemtest aber auch falsche Ergebnisse bringen. Einerseits kann eine bakterielle Fehlbesiedlung des Darms etwa zur Bildung von Wasserstoff führen. Der Wasserstofftest ist dann positiv, obwohl Laktose vertragen wird. Andererseits gibt es bis zu zehn Prozent »Non-Responder«. Das sind Menschen, deren Darm von Bakterien besiedelt ist, die beim Abbau von Laktose keinen Wasserstoff produzieren können, oder mit Bakterien, die Wasserstoff konsumieren. In diesen beiden Fällen ist beim Atemtest kein Wasserstoffanstieg nachweisbar, obwohl für den Laktoseabbau nicht ausreichend Laktase zur Verfügung steht. Ein Laktose-Belastungstest (siehe unten) kann hier Klarheit bringen.

Der Laktose-Belastungstest

Auch für den Laktose-Balastungstest dürfen Sie zwölf Stunden vorher nichts gegessen und getrunken haben. Dieser Test beginnt mit einer Blutentnahme aus der Fingerkuppe oder dem Ohrläppchen zur Bestimmung des vergleichenden Blutzuckerwerts.

WICHTIG
Rauchen führt beim Atemtest zu erhöhten Werten. Deshalb sollten Sie zwölf Stunden vorher auf das Rauchen verzichten.

ANTIBIOTIKA
Antibiotika verändern die Zusammensetzung der Darmflora. Deshalb sollten Sie vor einem Atemtest Ihrem Arzt unbedingt mitteilen, ob Sie in den vergangenen Wochen mit Antibiotika behandelt wurden.

Dann bekommen Sie – wie beim Atemtest – eine Laktoselösung mit 25 g Laktose in 200 ml Wasser oder 50 g Laktose in 400 ml Wasser. Anschließend wird der Blutzucker nach 15 oder 30 Minuten und dann nach 60, 90 und 120 Minuten gemessen.

Wird Milchzucker im Darm aufgespalten, kann die dabei entstandene Glukose in den Blutkreislauf aufgenommen und im Bluttest als Anstieg des Blutzuckers nachgewiesen werden. Produziert Ihr Körper jedoch keine oder zu wenig Laktase, so wird Ihr Blutzucker auch nicht ansteigen. Ein Laktasemangel kann als sicher angenommen werden, wenn der Blutzucker gegenüber dem Ausgangswert um weniger als 14,4 mg/dl (0,8 mmol/Liter) ansteigt. Und natürlich fließt auch Ihr Befinden während des Tests und in den Stunden danach in die Diagnose ein.

Gentest auf Laktose-Intoleranz

Die genetische Ursache für Laktose-Intoleranz wurde 2002 im finnischen Biomedicum-Netzwerk festgestellt. Bei laktoseintoleranten Personen fand man eine Variation im DNA-Code des Laktase-Gens, die für die Entstehung der Intoleranz verantwortlich ist. Ein einziger DNA-Baustein legt fest, ob man als Erwachsener Laktose abbauen kann oder nicht. Daraufhin wurde ein Gentest als direkter Test auf Laktose-Intoleranz entwickelt. Der Nachweis kann aus einer Blutprobe oder einem Wangenschleimhautabstrich erfolgen.

Im Vergleich zu Atemtest und Bluttest ist ein Gentest teuer. Es gibt allerdings berechtigte Gründe, diesen Test durchzuführen:

> Wenn sofort geklärt werden soll, ob der Laktoseunverträglichkeit ein primärer oder sekundärer Laktasemangel zugrunde liegt;
> falls Lebenssituationen vorliegen, in denen Menschen nicht mit Laktose belastet werden können, weil die möglichen Symptome bei bestehender Laktoseunverträglichkeit nicht zumutbar wären, beispielsweise während einer Schwangerschaft oder bei chronisch-entzündlichen Darmerkrankungen.

Falls der Gentests keine Laktose-Intoleranz anzeigt, Sie jedoch diverse Symptome dafür haben, sind weitere Untersuchungen erforderlich. Eventuell hat eine andere Unverträglichkeit Ihren Darm so stark gereizt, dass er unzureichend Laktase produziert.

PRIVATE LEISTUNG
Der Gentest wird von den gesetzlichen Krankenkassen nicht übernommen. Er wird in Apotheken oder von Anbietern im Internet frei verkauft, eingeschickt und in einem Labor ausgewertet (Kosten: ab 40 Euro).

Laktose-Intoleranz ist keine Milchallergie

Laktose-Intoleranz hat nichts mit einer Allergie gegen Kuhmilcheiweiß zu tun, denn eine allergische Reaktion betrifft immer das Immunsystem.

Bei einer Allergie gegen Kuhmilcheiweiß wird eine Antigen-Antikörper-Reaktion ausgelöst. Der Körper erkennt eine Substanz als Antigen und bildet dagegen Antikörper. Kommt er erneut mit dem Antigen in Kontakt – dafür reichen bereits kleinste Mengen –, wird eine allergische Reaktion ausgelöst. Es kommt zu Rötungen und Schwellungen von Haut und Schleimhäuten, Juckreiz und Husten bis hin zum Asthmaanfall.

Kuhmilch enthält eine Reihe von Eiweißen mit potenziell allergieauslösender Wirkung, zum Beispiel Alpha-Lactalbumin, Beta-Lactoglobulin und Kasein. Während Alpha-Lactalbumin und Beta-Lactoglobulin ihre allergene Wirkung durch Erhitzen verlieren, ist Kasein hitzestabil. Die meisten Menschen mit Kuhmilchallergie sind jedoch gegen mehrere Proteine der Kuhmilch sensibilisiert. Ein Test auf Kuhmilchallergie untersucht deshalb immer die Gesamtheit der Immunglobulin-Reaktivität.

Inwieweit Sie bei Kuhmilchallergie die Milch und Milchprodukte anderer Tiere, beispielsweise von Schaf, Ziege oder Büffel, vertragen können, kann man nicht voraussagen.

Kuhmilchallergie und Laktose-Intoleranz sind leicht zu unterscheiden:

	Laktose-Intoleranz	Kuhmilchallergie
Auslöser	Laktose (Milchzucker) in jeglicher Tiermilch	spezifische Eiweiße der Kuhmilch
körperliche Reaktion	Laktose wird im Darm bakteriell abgebaut	Immunsystem veranlasst Bildung von Antikörpern
Beschwerden	vorwiegend Magen-Darm-Beschwerden; mengenabhängig	allergische Symptome, z. B. Juckreiz, Husten; schon kleinste Mengen lösen Beschwerden aus

KENNZEICHNUNG
Zum Schutz der Verbraucher müssen seit 2003 nach einer EU-Richtlinie Milch und daraus hergestellte Erzeugnisse (einschließlich Laktose) auf verpackten Waren deklariert werden.

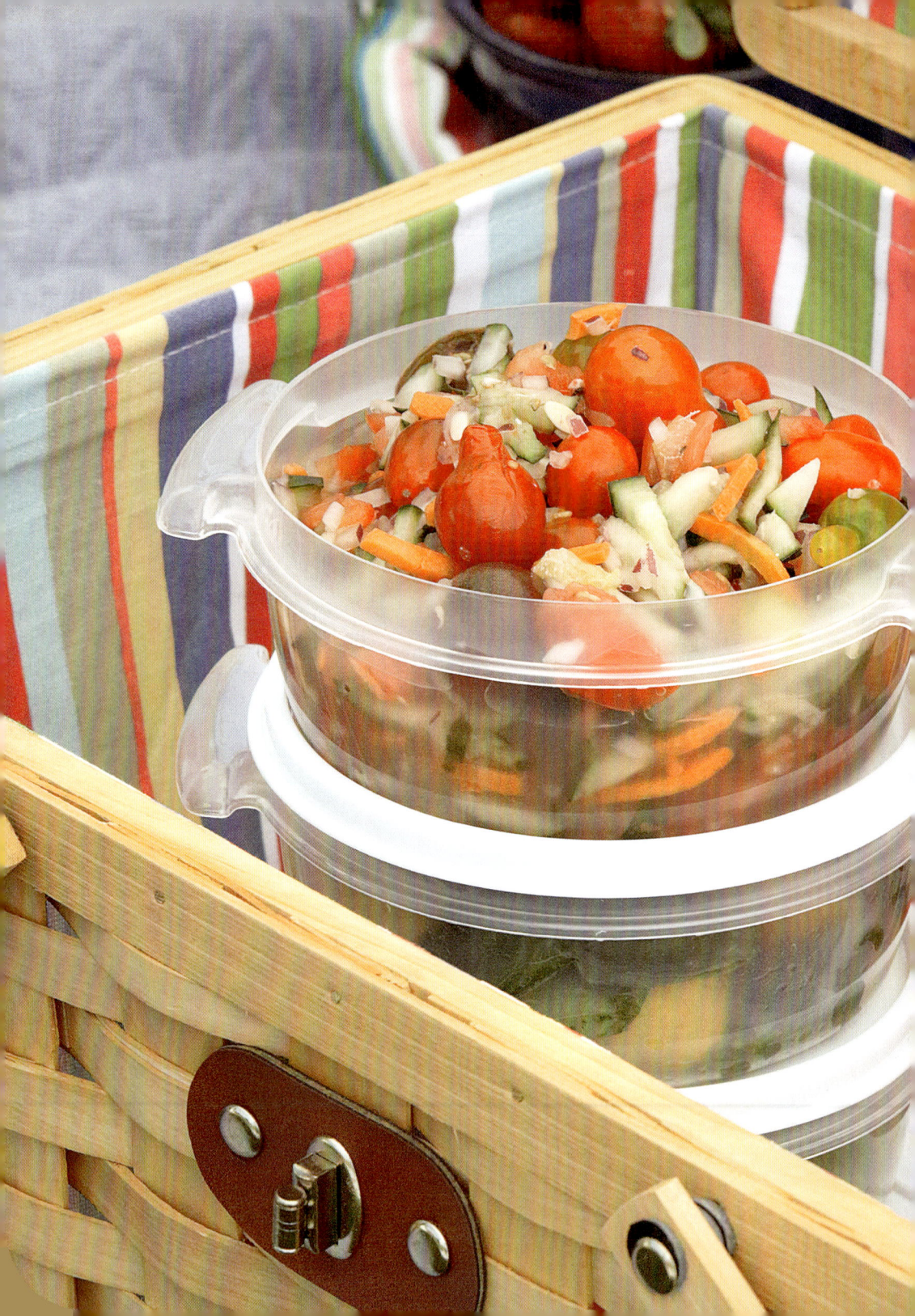

ERFOLGREICHE BEHANDLUNG

Die konsequente Einschränkung von Laktose ist mit dem richtigen Hintergrundwissen gar nicht schwierig und der Schlüssel für Ihre Gesundheit und Ihr Wohlergehen.

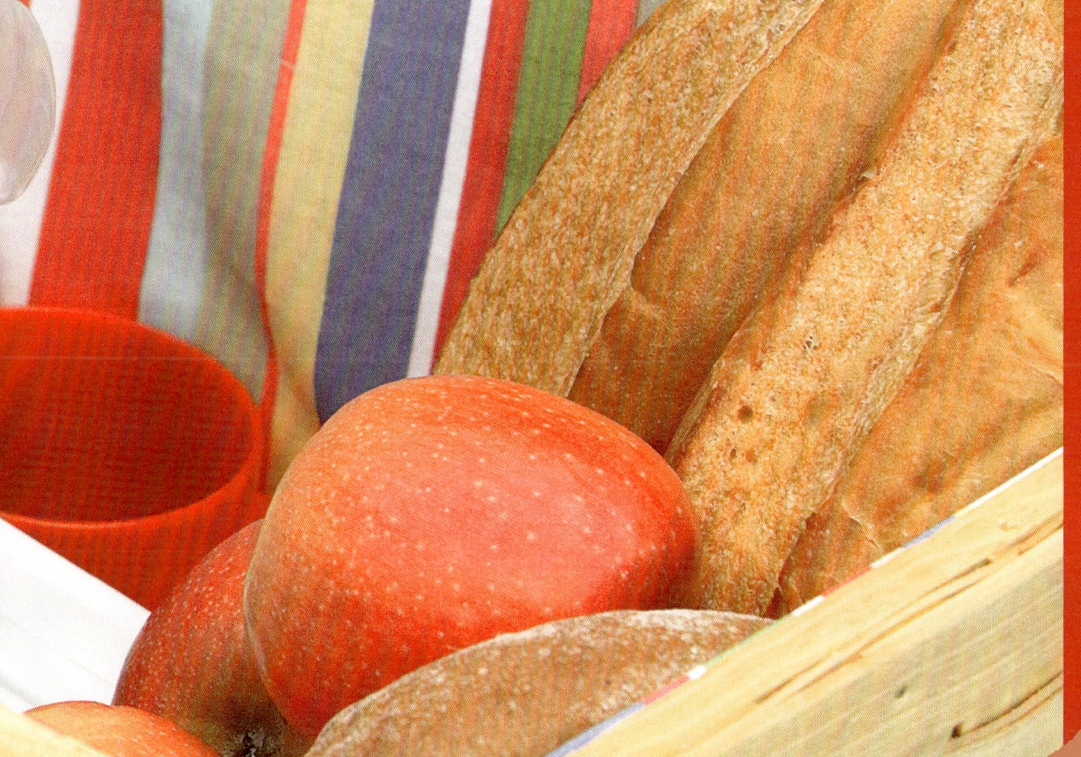

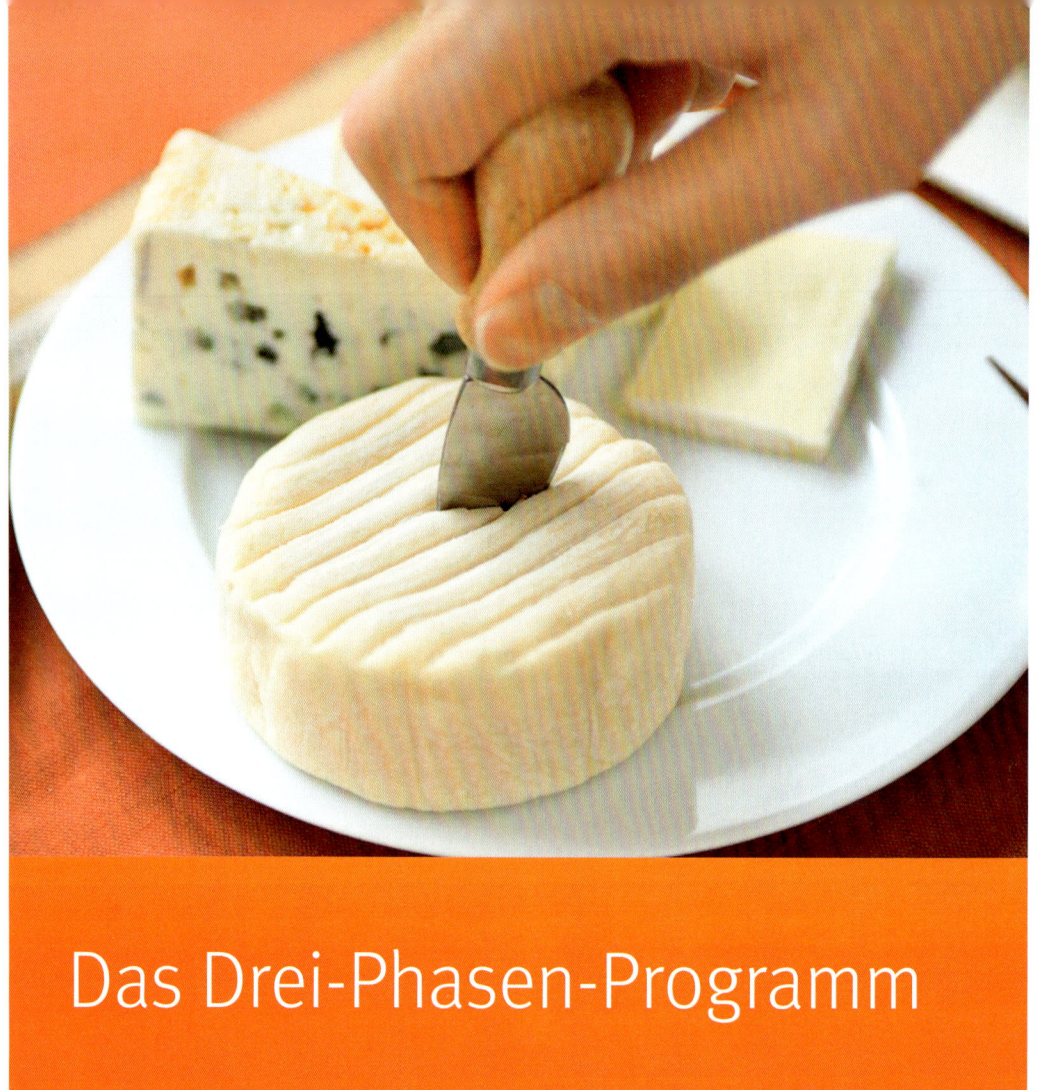

Das Drei-Phasen-Programm

Sie haben es satt, dass Ihr Bauch sich kugelrund wölbt, gegen die Kleidung drückt und weh tut oder dass Sie durch Bauchgeräusche oder sogar durch abgehende Winde in peinliche Situationen geraten? Mit dem bewährten Drei-Phasen-Programm bekommen Sie Ihre Laktose-Intoleranz gut in den Griff und können wieder beschwerdefrei leben. Für die notwendige Konsequenz am Anfang der Behandlung werden Sie schon nach kurzer Zeit mit einem guten Bauchgefühl belohnt.

Das Behandlungsziel

Nachdem Sie Ihrem Darm ein paar Wochen Erholung von Laktose gegeben haben, können Sie durch Ausprobieren und langsames Steigern der Laktosemenge nach und nach herausfinden, wie viel Laktose Sie vertragen. Wenn Sie diesen Wert bestimmt haben, brauchen Sie nur noch Ihr Essen darauf abzustimmen. Sie werden schon nach wenigen Tagen feststellen, dass es Ihnen deutlich besser geht, wenn Sie Ihre persönliche Laktoseverträglichkeit berücksichtigen.

Ab diesem Zeitpunkt können Sie allmählich versuchen, durch langsames Erhöhen der Laktosemenge die Verträglichkeit wieder zu verbessern. Falls eine Entzündung der Dünndarmschleimhaut der Grund für Ihre Intoleranz ist, dürfen Sie die berechtigte Hoffnung haben, dass nach Abklingen der Entzündung wieder mehr Laktase produziert wird. Lassen Sie sich jedoch Zeit und überfordern Sie Ihren Darm besonders in den ersten Wochen nicht.

Sollten sich Ihre Beschwerden nicht bessern, ist es in jedem Fall wichtig, auch andere Unverträglichkeiten als Auslöser in Betracht zu ziehen (siehe Seite 72 bis 77).

Die Toleranz hat Grenzen

Wie viel Milchzucker Sie vertragen, hängt von drei Faktoren ab:
> wie viel Laktase Ihr Dünndarm produziert,
> welche Milchprodukte Sie auswählen und
> wie Sie die laktosehaltigen Lebensmittel über den Tag verteilen.

Je nachdem, wie viel Laktase Ihr Körper produziert, können Sie mehr oder weniger Milchzucker zu sich nehmen. Ein Großteil der Erwachsenen mit Laktose-Intoleranz ist bei einer Laktosemenge von bis zu 12 g (entspricht zum Beispiel 300 ml Buttermilch) täglich beschwerdefrei. Voraussetzung dafür ist, dass Sie diese Milchzuckermenge nicht auf einmal aufnehmen, sondern über den Tag verteilen. Deshalb sollten Sie über den Laktoseanteil der einzelnen Nahrungsmittel Bescheid wissen (siehe Tabelle Seite 41 bis 43). Angenommen, Ihre Laktoseverträglichkeit ist relativ hoch und Sie haben herausgefunden, dass Sie bis zu 12 g Milchzucker täglich ohne Beschwerden vertragen können. Bei Schnittkäse und Hartkäse brauchen Sie sich dann gar keine Gedanken zu machen, denn

WICHTIG
In keinem Fall ist der völlige Verzicht auf Milchprodukte auf Dauer erstrebenswert. Milchprodukte sind unsere besten Quellen für Kalzium und außerdem wichtig für die Versorgung mit Magnesium, B-Vitaminen und hochwertigem Eiweiß.

Sie müssten schon kiloweise Käse essen, um diese Laktosemenge zu erreichen. Ganz anders sieht es mit Milch und Sauermilchprodukten aus. Zum Beispiel enthält ein kleiner Becher Buttermilch (200 ml) bereits 8 g Laktose. Damit hätten Sie schon zwei Drittel Ihrer täglich verwertbaren Laktosemenge erreicht. Als Einzelportion ist das eindeutig zu viel. Ihr Körper wird davon überfordert sein und mit Beschwerden reagieren.

Verteilen Sie jedoch dieselbe Menge Buttermilch auf zwei Portionen über den Tag, werden Sie sie wahrscheinlich problemlos vertragen. Trinken Sie zum Beispiel ein Glas mit 100 ml Buttermilch zum ersten Frühstück und die gleiche Menge zum Mittagessen. Bis zu der angenommenen Verträglichkeitsgrenze von 12 g Laktose pro Tag blieben jetzt noch 4 g Laktose, die Sie beispielsweise am Nachmittag in Form von 125 g Joghurt essen könnten.

Der Grad der Laktoseverträglichkeit

Die Einteilung nach dem Grad der Laktoseverträglichkeit ist nur ein grober Hinweis auf Ihre Empfindlichkeit gegenüber Milchzucker. Sie haben vielleicht schon festgestellt, dass Sie manche laktosehaltigen Milchprodukte besser vertragen als andere – das hängt von der Verarbeitung ab. Insbesondere Sauermilchprodukte machen seltener Probleme. Es lohnt sich also auszuprobieren, ob und wie viel Joghurt Sie beschwerdefrei genießen können.

Wenn Sie eine mittlere oder hohe Laktoseverträglichkeit haben, können Sie übrigens die geringen Milchzuckermengen vernachlässigen, die über Aromen in Lebensmittel gelangen oder als Trägerstoff in Medikamenten enthalten sind.

Wie ist Ihre Laktoseverträglichkeit?

Laktose-verträglichkeit	täglich vertragene Laktosemenge	entspricht etwa
gering	unter 1 bis 4 g	20 bis 85 ml Milch
mittel	5 bis 8 g	100 bis 170 ml Milch
hoch	9 bis 12 g	190 bis 250 ml Milch

Die drei Phasen der Behandlung

Erholung für den gereizten Darm braucht anfangs Verzicht – aber dafür geht es Ihnen auch schnell wieder besser. Ihr Dünndarm kann sich viel zügiger regenerieren, wenn der unverträgliche Milchzucker nicht ständig erneut Reizungen auslöst. Im Anschluss können Sie mit dem Ausprobieren beginnen, also nach und nach herausfinden, wie viel Laktose Sie pro Tag beschwerdefrei vertragen. Steht dieser Wert fest, können Sie testen, wie viel Milchzucker Sie in Ausnahmefällen vertragen, wenn Sie ergänzend dazu Enzymersatzpräparate einnehmen.

Phase 1: Erholung für den Darm

Die erste Phase ist die Karenzphase und Regenerationsphase, in der Sie Laktose vier bis sechs Wochen lang weitgehend meiden. Diese laktosefreie Zeit dient der Erholung Ihres Darms und soll zu einer möglichst raschen Besserung Ihrer Beschwerden führen. Doch auch wenn Sie auf Milch und viele Milchprodukte komplett verzichten, spricht nichts gegen eine abwechslungsreiche Zusammenstellung nach dem Zehn-Punkte-Programm der DGE (siehe Seite 64). Im Gegenteil: Durch eine Lebensmittelauswahl, die die Gesundheit und das Wohlbefinden fördert, schaffen Sie die perfekte Basis für eine baldige Erholung.

Bewusst auswählen

> Essen und trinken Sie konsequent laktosefreie Milch und laktosefreie Milchprodukte – bei diesen Produkten liegt die Restmenge Laktose unter 0,1 g je 100 g Lebensmittel (siehe Kasten Seite 51). Wählen Sie in dieser ersten Behandlungsphase ausschließlich die Naturvarianten, um Reizungen des Darms durch andere Zutaten von vornherein auszuschließen – also die pure Milch und nicht das Milchmixgetränk, den Naturjoghurt und nicht den Fruchtjoghurt.

> Essen Sie zusätzlich Käsesorten, die von Natur aus laktosearm sind und je 100 g ebenfalls weniger als 0,1 g Laktose oder Laktose nur in Spuren enthalten (siehe Tabelle Seite 42/43): Schnittkäse, Hartkäse (außer Chester) und Weichkäse.

TIPP

Lebensmittel, deren Zutatenliste Inhaltsstoffe angibt, die Sie nicht kennen, sollten Sie nicht kaufen. So vermeiden Sie, dass Sie versehentlich Laktose zu sich nehmen.

LAKTOSEFREI?

Wenn Sie auf einer Ver-
packung »Laktosefrei laut
Rezeptur« lesen, heißt das,
dass das Produkt laut
Rezept keine Laktose ent-
hält. Eine 100%ige Laktose-
freiheit kann jedoch nicht
garantiert werden, weil
durch Verarbeitung von
laktosehaltigen Rohstoffen
im selben Betrieb Spuren
von Laktose in das Produkt
gelangt sein könnten.

> Trinken Sie keine »normale« laktosehaltige Milch, Milchmixgetränke oder Kaffeespezialitäten, wie Cappuccino, Latte macchiato, Milchkaffee oder Ähnliches – egal, von welchem Tier die Milch stammt und wie viel Fettgehalt sie hat.
> Essen Sie keine laktosehaltigen Milchprodukte, keine Sauermilchprodukte, keinen Frischkäse, Kochkäse oder Schmelzkäse. Auch Chesterkäse sollten Sie in dieser ersten Phase noch vermeiden.
> Essen und trinken Sie konsequent keinerlei Fastfood, keine Fertigprodukte und auch keine Halbfertigprodukte oder Fixprodukte, es sei denn, diese tragen die Aufschrift »laktosefrei« oder »laktosefrei laut Rezeptur«. Denn Milchbestandteile, Milchprodukte und Milchzucker finden sich als Hilfsstoffe gern in solchen Produkten. Doch selbst wenn den Fix- und Fertig-Produkten keine Laktose oder Milchbestandteile zugesetzt wurden, enthalten sie oft andere Substanzen, die Unverträglichkeiten auslösen: Das Verdickungsmittel Guarkernmehl (E 412) bewirkt in großen Mengen Blähungen und Bauchkrämpfe. Das Antioxidationsmittel Zinn-II-chlorid (E 512) führt in höheren Konzentrationen zu Magenreizungen, und Natriumsulfate (E 514), die als Säureregulatoren dienen, haben in höherer Dosierung eine stark abführende Wirkung.

Ein gereizter Darm reagiert empfindlich

Vorübergehend wir Ihr Darm in vielen Fällen auch auf andere Lebensmittel oder Lebensmittelzusatzstoffe sensibel reagieren. Meiden Sie deshalb kritische Nahrungsmittel in der ersten Phase, bis sich Ihr Darm erholt hat. Anschließend können diese Lebensmittel und Zusatzstoffe in den meisten Fällen wieder vertragen werden. Vorsicht ist geboten bei:

> allen Obstsorten, Trockenfrüchten, Fruchtsäften, Marmeladen, Konfitüren und Gelees, weil sie Fruktose und teilweise auch den Zuckeraustauschstoff Sorbit enthalten;
> schwer verdaulichen oder blähenden Lebensmitteln, wie Hülsenfrüchte, Kohl, Lauch und inulinhaltigen Gemüsen, wie Spargel, Schwarzwurzeln, Pastinaken und Topinambur;

> Lebensmitteln, denen isoliertes Inulin zugesetzt wurde (siehe Tipp rechts). Der Ballaststoff Inulin, der auch wegen seiner prebiotischen Eigenschaften eingesetzt wird, kann bei empfindlichen Menschen schon in kleinen Mengen von unter 10 g pro Tag zu Blähungen und sogar zu Durchfällen führen.

> Lebensmitteln und Süßwaren, die mit Zuckeralkoholen gesüßt sind, wie zuckerfreie Kaugummis und Bonbons. Die Zuckeralkohole Sorbit (E 420), Mannit (E 421), Isomalt (E 953), Maltit (E 965), Lactit (E 966) und Xylit (E 967) können bei übermäßigem Verzehr Bauchschmerzen und Durchfälle hervorrufen.

> sämtlichen Diabetiker-Diätprodukten, denn diese sind meist mit Fruktose oder Zuckeralkoholen gesüßt.

> Lebensmitteln, die Geschmacksverstärker (Glutaminsäure und Glutamate, E 620 bis E 625) enthalten.

Phase 2: Die persönliche Laktosemenge finden

Wenn Sie weitgehend beschwerdefrei sind, starten Sie mit der zweiten Behandlungsphase. Jetzt können Sie herausfinden, wie viel Laktose Sie vertragen, indem Sie die Menge nach und nach steigern.

> Essen Sie zu Beginn nur Lebensmittel, die einen geringen Laktosegehalt (siehe Tabelle Seite 41 bis 43) haben, und steigern Sie die tägliche Laktosemenge allmählich.

> Essen Sie laktosehaltige Lebensmittel gleichmäßig über den Tag verteilt und vermeiden Sie größere Mengen zu einer Mahlzeit, um Ihren Darm nicht zu überfordern.

> Testen Sie nach und nach Lebensmittel, auf die Sie während der Karenzphase verzichtet haben. Probieren Sie immer nur ein Test-Lebensmittel. So bekommen Sie eindeutige Ergebnisse und können beurteilen, welches Lebensmittel Ihnen Beschwerden bereitet.

> Führen Sie ein Ernährungstagebuch (siehe beiliegender GU-Folder), bis Sie beschwerdefrei sind. Notieren Sie, wann Sie was gegessen haben und ob innerhalb von drei Stunden Beschwerden aufgetreten sind – und vermerken Sie gut verträgliche Lebensmittel und solche, die Ihnen Beschwerden machen. Notieren Sie ebenfalls die täglich verzehrte Laktosemenge, so finden Sie Ihre individuell verträgliche Grenze heraus.

INULIN

Inulin ist ein natürlicher Ballaststoff aus Chicoréewurzeln. Er verleiht Lebensmitteln eine cremige Konsistenz und schmeckt leicht süß. Weil er nicht verdaut werden kann, schlägt er als Zusatz in Lebensmitteln kalorienmäßig nicht zu Buche.

ZUSÄTZE IN ENZYMEN

Damit die Laktaseenzyme schön weiß aussehen, wird ihnen häufig Titandioxid (E 171) zugesetzt. Diese natürlichen weißen Farbpigmente werden unverdaut ausgeschieden und sind unbedenklich.

Phase 3: Enzymersatztherapie

Nachdem Sie Ihre täglich verträgliche Laktosemenge nun kennen, starten Sie mit der dritten Phase: Jetzt können Sie ausprobieren, wie eine Enzymersatztherapie bei Ihnen wirkt. Das heißt, dass Sie als Ersatz für die fehlende Laktase ein synthetisches Enzym einnehmen. Sicher gibt es Situationen in Ihrem Alltag, in denen Sie Laktose nicht vermeiden können oder wollen. Bei solchen Gelegenheiten, etwa bei einer Essenseinladung, können Sie kurz vor der Mahlzeit ein Laktasepräparat zu sich nehmen und so Beschwerden umgehen. Zwar gibt es keine Garantie, dass Sie mit Laktaseenzymen alle unerwünschten Symptome vollständig vermeiden werden, Sie können sie damit jedoch zumindest abschwächen.

Laktaseenzympräparate sind diätetische Lebensmittel und werden zu moderaten Preisen in Apotheken, Drogeriemärkten und den Drogerieabteilungen von Supermärkten angeboten. Es gibt sie als Tabletten, Kapseln, Kautabletten und Tropfen, außerdem sind sie in unterschiedlichen Konzentrationen erhältlich. Sie können sie also nach ihrer Beschaffenheit und ihrer Dosierung auswählen. Achten Sie jedoch darauf, dass die Laktasepräparate keinerlei Zuckeraustauschstoffe wie Sorbit oder Xylit enthalten, da diese ihrerseits Unverträglichkeiten oder Blähungen auslösen können (siehe Seite 37). Der wirksame Bestandteil der Laktasepräparate ist das Enzym Tilactase. Es wird mithilfe der Schimmelpilzart Aspergillus oryzae gewonnen. Weitere Bestandteile sind häufig der weiße Farbstoff Titandioxid (E 171; siehe Tipp oben), Phosphate sowie Gelatine, die für die Kapseln verwendet wird. Bei manchen Präparaten bestehen die Kapseln aus Zellulose.

So ermitteln Sie Ihren Laktasebedarf

Mit der Zeit werden Sie sich immer besser mit laktosehaltigen Speisen auskennen und dank Laktaseenzymen auch immer unbeschwerter mit dem Essen außer Haus umgehen können. Doch bei den ersten Versuchen mit Enzympräparaten sollten Sie im Zweifelsfall großzügig schätzen und die entsprechend höhere Laktasedosis einnehmen, da ein eventueller Enzymüberschuss ohne jede Wirkung ist. Langfristig sparen Sie natürlich Kosten, wenn Sie die

Laktosemenge möglichst genau einschätzen und nur so viele Enzyme einnehmen wie nötig. Für eine exakte Dosierung sollten Sie sich folgende Fragen stellen:

> Wie viel Laktose in Gramm kann ich pro Tag vertragen?
> Wie viel Laktose habe ich heute schon aufgenommen, wie nah bin ich möglicherweise schon an meiner Verträglichkeitsgrenze?
> Wie hoch schätze ich den Laktoseanteil in dem Essen? Beispiel: Meine Pastasauce enthält Sahne – ist es viel oder wenig Sauce?
> Wie viel Laktase-Enzym brauche ich je 5 g Laktose? Dieser Wert ist individuell, Sie können ihn nur durch Ausprobieren nach und nach ermitteln.

TIPP

Testen Sie Ihren individuellen Laktasebedarf erst ein paarmal in den eigenen vier Wänden, damit Sie sich für einen Einsatz außer Haus sicher genug fühlen.

Die Dosierung der Laktase-Enzyme

Ihre benötigte Laktasedosis hängt von Ihrer Empfindlichkeit gegenüber Laktose ab. Es ist daher wichtig, dass Sie vor einem Versuch mit Laktase-Enzymen den Grad Ihrer Laktoseverträglichkeit herausgefunden haben: ob er hoch ist und Sie 9 bis 12 g Laktose am Tag vertragen oder ob er niedrig ist und Sie täglich höchstens 1 bis 4 g Milchzucker aufnehmen können. Die Tabelle auf den Seiten 41 bis 43 informiert Sie über die genauen Laktosegehalte ausgewählter Lebensmittel.

Die Dosierung der Laktasepräparate erfolgt nach FCC-Einheiten (Food Chemical Codex). Je mehr FCC-Einheiten Sie zuführen, desto mehr Laktose kann abgebaut werden.

> Entscheiden Sie sich in jedem Fall für 9000 FCC-Einheiten je 5 g Laktose, wenn Sie eine geringe Laktoseverträglichkeit (1 bis 4 g Laktose pro Tag) haben.
> Machen Sie einen ersten Versuch mit 3000 FCC-Einheiten je 5 g Laktose, wenn Ihre Laktoseverträglichkeit hoch ist (9 bis 12 g Laktose pro Tag).
> Haben Sie nach dem ersten Einsatz von Laktaseenzymen immer noch Beschwerden, so verdoppeln Sie die Dosis beim nächsten Mal.

GU ERFOLGSTIPP

ESELSBRÜCKEN

Machen Sie sich die Berechnung der Laktosemengen einfach, indem Sie Gläser oder Bechermaße als Anhaltspunkte nehmen. Merken Sie sich die Portionen laktosehaltiger Lebensmittel, die etwa 5 g Laktose enthalten: ein halbes Glas Milch (100 ml), ein kleines Glas Buttermilch (125 ml), ein Becher Joghurt (150 g), eine Packung Doppelrahmfrischkäse (200 g) oder zwei Portionspackungen Kaffeesahne (je 20 ml).

> Haben Sie nach der Einnahme von Laktaseenzymen zu einem laktosehaltigen Essen keine Beschwerden, so sollten Sie die Dosis für die nächsten Laktaseversuche erst einmal beibehalten. Sind auch diese erfolgreich verlaufen und Sie konnten das milchzuckerhaltige Essen folgenlos genießen, können Sie die Dosis nach und nach leicht reduzieren.

Keine Angst vor Überdosierung

Laktaseenzyme wirken nur ganz spezifisch auf die in der Nahrung enthaltene Laktose. Das bedeutet, die Laktase hat auf andere Substanzen keinen Einfluss, auch dann nicht, wenn ein Überschuss vorhanden ist. Nachdem die Laktase den Milchzucker im Speisebrei aufgespalten hat, wird sie – wie alle anderen Proteine (Eiweiße) – mithilfe proteinspaltender Enzyme verdaut. Wirksame Laktase kann also nicht in den Organismus gelangen, lediglich die Einzelbausteine werden vom Darm ins Blut abgegeben. Dadurch ist selbst die Zufuhr größerer Laktasemengen über einen längeren Zeitraum völlig unproblematisch. Im Zweifelsfall können Sie sich also immer für den Einsatz von Laktaseenzymen entscheiden, ohne dass Sie ein Risiko eingehen.

Die Einnahme von Laktaseenzymen

Die Anwendung richtet sich nach der jeweiligen Zubereitungsform des Präparats: Kautabletten nehmen Sie unmittelbar vor einer laktosehaltigen Mahlzeit zu sich. Pulver, Tropfen oder Kapseln können Sie ebenfalls vorher einnehmen, aber auch direkt in Speisen und Getränke wie Joghurt, Quark oder Milchshakes rühren, da keine Wartepause nötig ist.

TIPP
Lassen Sie Ihre Laktasepräparate im Sommer nicht im Auto liegen. Die Sonne heizt den Innenraum so stark auf, dass die Laktaseenzyme zerstört werden können.

Vermeiden Sie jedoch, Laktase in über 50 °C heiße Speisen oder Getränke, etwa in Milchkaffee, zu geben, denn die Enzyme überstehen hohe Temperaturen nicht und ihre Einnahme wäre sinnlos. Dagegen brauchen Sie keine Sorge zu haben, dass das saure Milieu des Magens die Wirksamkeit von Laktase beeinträchtigen könnte. Obwohl Laktaseenzyme eine Eiweißstruktur besitzen, sind sie nicht säureempfindlich und überstehen den Kontakt mit der Magensalzsäure unbeschadet.

Laktose in ausgewählten Lebensmitteln

	Portion (in g)	Laktose je Portion (in g)		Portion (in g)	Laktose je Portion (in g)
Milch			Joghurt, 10 % Fett	150	bis 8,25
Büffelmilch	200	9,8	Kaffeesahne, 12 % Fett (laktosefrei*)	20	bis 0,02
Kuhmilch, Rohmilch	200	9,40			
Kuhmilch, 3,5 % Fett	200	bis 9,6	Kakaogetränk	200	9,2
Kuhmilch, 3,5 % Fett (laktosefrei*)	200	bis 0,2	Kefir, 3,5 % Fett	150	5,4
			Kondensmagermilch, gez.	20	2,56
Kuhmilch, 1,5–1,8 % Fett	200	9,60	Kondensmilch, 7,5 % Fett	20	1,86
Kuhmilch, 1,5 % Fett (laktosefrei*)	200	bis 0,2	Kondensmilch, 10 % Fett	20	2,51
			Kondensmilch, gezuckert	20	2,04
Kuhmilch, bis 0,3 % Fett	200	9,6	Mascarpone, 80 % Fett	30	1,08
Schafmilch	200	8,80	Milchmixgetränke	200	bis 13,8
Stutenmilch	200	12,4	Milchmixgetränke (laktosefrei*)	200	bis 0,2
Ziegenmilch	200	8,40			
			Molkenmixgetränke	200	bis 10,4
			Ricotta, 70–78 % Fett	30	0,1
Milchprodukte			Sahne, 10 % Fett	20	0,81
Ayran (mit 55 % Joghurt)	150	2,63	Sahne, 30 % Fett	20	0,65
Butter	20	0,14	Sahne, 30 % Fett (laktosefrei*)	20	bis 0,02
Buttermilch	200	8,02			
Crème double	20	bis 0,9	Saure Sahne, 10 % Fett	20	0,69
Crème fraîche	20	bis 0,9	Schichtkäse, 10 % Fett	30	1,14
Eiskaffee (laktosefrei*)	200	bis 0,2	Schichtkäse, 50 % Fett	30	0,87
Fruchtjoghurt, 1,5 % Fett	150	4,67	Schmand, 10 % Fett (laktosefrei*)	20	bis 0,02
Fruchtjoghurt, 0,1 % Fett	150	4,47			
Fruchtjoghurt, 3,8 % Fett	150	4,62	Schwedenmilch	200	8
Fruchtjoghurt, 3,8 % (laktosefrei*)	150	bis 0,15	Schokomilch, 1,5 % Fett (laktosefrei*)	200	bis 0,2
Hüttenkäse, 20–40 % Fett	30	0,99	Speisequark, Magerstufe	30	0,96
Joghurt, 0,1 % Fett	150	5,46	Speisequark, 20 % Fett	30	0,81
Joghurt, 1,5–1,8 % Fett	150	4,92	Speisequark, 40 % Fett	30	0,78
Joghurt, 3,5 % Fett	150	4,79	Speisequark, Magerstufe (laktosefrei*)	30	bis 0,03
Joghurt, 3,5 % Fett (laktosefrei*)	150	bis 0,15			

Laktose in ausgewählten Lebensmitteln

	Portion (in g)	Laktose je Portion (in g)		Portion (in g)	Laktose je Portion (in g)
Trockenmilchprodukte			Bel Paese, 50 % Fett	30	Spuren
Buttermilchpulver	20	8,42	Bergkäse, 45 % Fett	30	Spuren
Joghurtpulver, 1,5 % Fett	20	8,3	Bleu d'Auvergne, 50 % F.	30	Spuren
Magermilchpulver	20	10,1	Bleu de Bresse, 50 % Fett	30	Spuren
Magermilchjoghurtpulver	20	–	Briekäse, 50 % Fett	30	bis 0,03
Molkenpulver	15	9,89	Butterkäse, 30 % Fett	30	Spuren
Trockenmilchpulver	25	8,78	Butterkäse, 60 % Fett	30	Spuren
(Vollmilchpulver)			Camembert, 30 % Fett	30	Spuren
			Camembert, 40 % Fett	30	Spuren
Süßes und Desserts			Camembert, 45 % Fett	30	bis 0,03
Bitterschokolade	20	bis 0,1	Camembert, 45 % Fett	30	bis 0,03
Fruchteiscreme, 1 Kugel	50	bis 3,45	(laktosefrei*)		
Fruchteiscreme, 1 Kugel	50	bis 0,05	Camembert, 50 % Fett	30	bis 0,03
(laktosefrei*)			Camembert, 60 % Fett	30	Spuren
Grießbrei	150	bis 9,45	Cambozola, 70 % Fett	30	Spuren
Milchschokolade	20	1,9	Chester (Cheddar), 50 %	30	0,09
Milchspeiseeis, 1 Kugel	50	1,6	Comté, 50 % Fett	30	Spuren
Milchspeiseeis, 1 Kugel	50	bis 0,05	Danablu, 50–60 % Fett	30	Spuren
(laktosefrei*)			Doppelrahmfrischkäse,	30	0,77
Nuss-Nougat-Creme	1 EL	10–0,2	60–85 % Fett		
Nougat	20	5	Doppelrahmfrischkäse	30	bis 0,03
Pudding aus Vollmilch	150	6,50	(laktosefrei*)		
Pudding (laktosefrei*)	150	bis 0,15	Edamer, 30 % Fett	30	Spuren
Schokopudding m. Sahne	150	bis 0,1	Edamer, 40 % Fett	30	Spuren
(laktosefrei*)			Edamer, 45 % Fett	30	Spuren
			Edelpilzkäse, 60 % Fett	30	Spuren
Käse und Frischkäse**			Emmentaler, 45 % Fett	30	0,14
Appenzeller, 20 % Fett	30	Spuren	Emmentaler, 45 % Fett	30	bis 0,03
Appenzeller, 50 % Fett	30	Spuren	(laktosefrei*)		
Backcamembert, 45 % Fett	30	Spuren	Esrom, 45–60 % Fett	30	Spuren
Bavaria blue, 70 % Fett	30	Spuren	Favorel, Danbo, 45 % Fett	30	Spuren
Beaufort, 48–55 % Fett	30	Spuren	Fetakäse, 45 % Fett	30	0,16

	Portion (in g)	Laktose je Portion (in g)		Portion (in g)	Laktose je Portion (in g)
Fontina, 45 % Fett	30	Spuren	Romadur, 20 % Fett	30	Spuren
Frischkäse, 50 % Fett	30	1,02	Robiola, 70 % Fett	30	0,57
Gorgonzola, 48 % Fett	30	Spuren	Roquefort, 52 % Fett	30	Spuren
Gouda, 45 % Fett	30	Spuren	Scamorza, 50 % Fett	30	Spuren
Grana Padano, 50 % Fett	30	Spuren	Schmelzkäse, 20 % Fett (streichfähig)	30	bis 2,1
Gruyère, 45 % Fett	30	Spuren			
Harzer Käse, 1 % Fett	30	Spuren	Schmelzkäse, mind. 20 % Fett (schnittfest)	30	1,83
Havarti, 30–60 % Fett	30	Spuren			
Höhlenemmentaler, 45 % F.	30	Spuren	Schmelzkäse, 45 % Fett (in Scheiben)	30	1,89
Jarlsberg, 45 % Fett	30	Spuren			
Kochkäse, 10 % Fett	30	1,14	Schmelzkäse, 45 % Fett (in Scheiben; laktosefrei*)	30	bis 0,03
Kochkäse, 40 % Fett	30	1,02			
Limburger, 20 % Fett	30	Spuren	Schmelzkäse, mind. 50 % Fett (streichfähig)	30	2,03
Limburger, 40 % Fett	30	Spuren			
Lindenberger, 45 % Fett	30	Spuren	Schmelzkäse, 70 % Fett (streichfähig)	30	1,32
Lindenberger light, 30 % F.	30	Spuren			
Maasdammer, 50 % Fett	30	Spuren	Schmelzkäse, 70 % Fett (schnittfest)	30	1,08
Manchego, 55 % Fett (aus Schafmilch)	30	Spuren			
			Taleggio, 48 % Fett	30	Spuren
Morbier, 40 % Fett	30	Spuren	Tête de Moine, 52 % Fett	30	Spuren
Mozzarella, 40–50 % Fett	30	bis 0,9	Tilsiter, 30 % Fett	30	Spuren
Mozzarella, 50 % Fett (aus Büffelmilch)	30	bis 0,9	Tilsiter, 45 % Fett	30	Spuren
			Ziegenkäse, 48 % Fett (Schnittkäse)	30	Spuren
Münsterkäse, 45 % Fett	30	Spuren			
Münsterkäse, 50 % Fett	30	Spuren	Ziegengouda »alt«, 53 % F.	30	Spuren
Parmesan, 32 % Fett	30	0,02	Ziegenrolle, 45 % Fett (Weichkäse)	30	Spuren
Pecorino, 36 % Fett	30	Spuren			
Provolone, 44 % Fett	30	Spuren			
Pyrenäenkäse, 50 % Fett	30	Spuren			
Raclette, 48 % Fett	30	Spuren			
Reblochon, 45 % Fett	30	Spuren			
Romadur, 30 % Fett	30	Spuren			

* laktosefrei: Der Restlaktosegehalt beträgt weniger als 0,1 g je 100 g

** alle Prozentangaben beziehen sich auf Fett i. Tr., also auf den Fettgehalt in der Trockenmasse des Lebensmittels

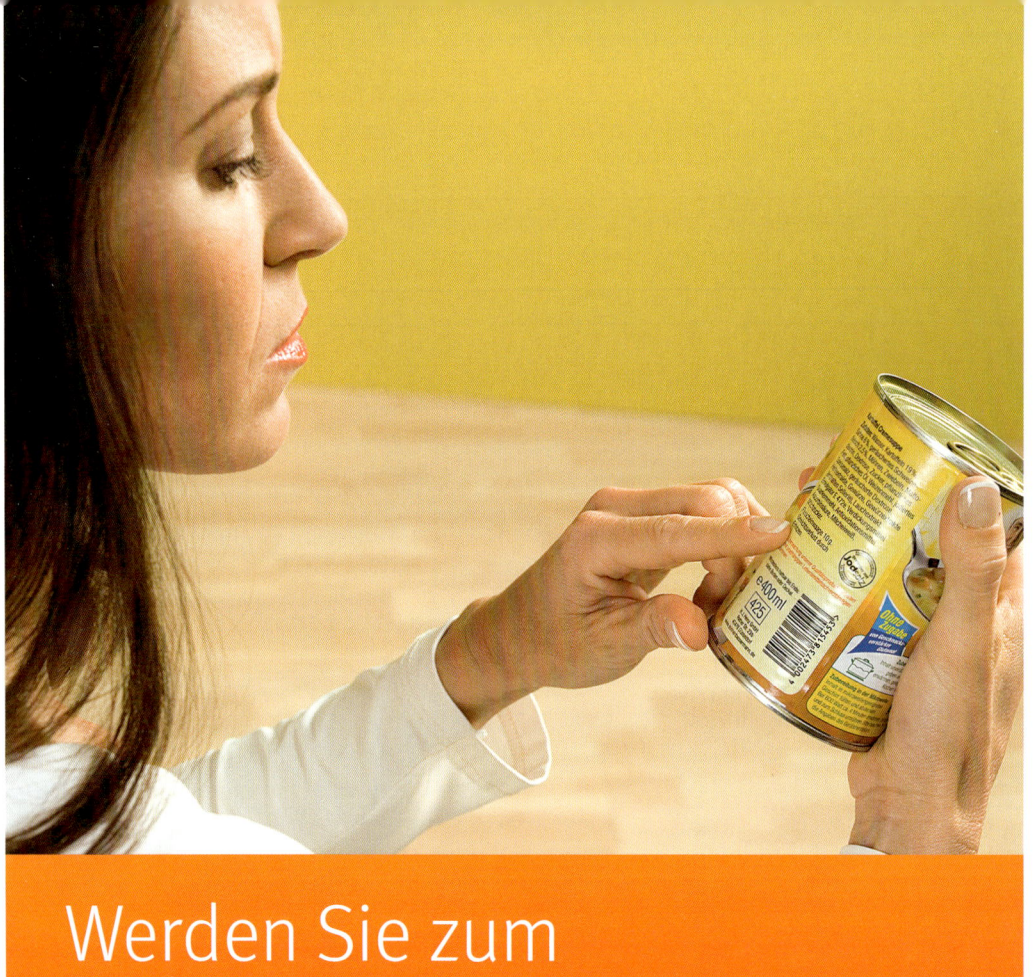

Werden Sie zum Zutatenfinder

Trotz guter Vorsätze lassen sich Fertigprodukte nicht immer vermeiden. Ob sie Laktose enthalten, erfahren Sie jedoch keinesfalls auf der Vorderseite der Verpackungen. Denn diese sind von Werbegrafikern so gestaltet, dass ein möglichst großer Kaufanreiz ausgelöst wird. Den Verbraucher zu informieren ist ein untergeordneter Aspekt. Da die Inhaltsstoffe eines verarbeiteten Lebensmittels jedoch deklariert werden müssen, findet man sie meist sehr klein gedruckt auf der Rückseite.

Die Zutatenliste gibt Aufschluss

Da Sie von Laktose-Intoleranz betroffen sind, ist die Zutatenliste von Fertig- oder Halbfertigprodukten für Sie entscheidend. Wenn Sie sie konsequent lesen, können Sie versteckte Laktose in den meisten Fällen entdecken und somit vermeiden.

Auf den Zutatenlisten müssen alle Stoffe angegeben werden, die bei der Herstellung eines Lebensmittels verwendet wurden, und zwar je nach Mengenanteil in absteigender Reihenfolge. Die Zutat, die den höchsten Anteil in dem Lebensmittel hat, steht also an erster Stelle. Es gibt Lebensmittel, deren Zutatenlisten sehr übersichtlich sind, weil sie nur aus einer einzigen Zutat bestehen, wie etwa Teigwaren aus Hartweizengrieß. Unter »Zutaten« steht dann einfach nur »Hartweizengrieß«.

Eine große Anzahl von Lebensmitteln hat jedoch so lange Zutatenlisten, dass schon das Lesen wenig Freude bereitet, und es oft auch sehr schwierig ist, die verwendeten Fachbegriffe zu verstehen. Produkte mit Zutaten, die Sie nicht kennen, sollten Sie auf keinen Fall kaufen – so schützen Sie sich vor eventuellen Unverträglichkeitsreaktionen.

Falls Sie ein Fertigprodukt häufiger verwenden und sich über den Laktoseanteil nicht sicher sind, sollten Sie beim Hersteller den Wert erfragen.

KENNZEICHNUNGSPFLICHT

Die 14 häufigsten Verursacher von Lebensmittelallergien und -unverträglichkeiten müssen laut einer EU-Richtlinie aus dem Jahr 2007 in den Zutatenlisten aller verpackten Lebensmittel aufgeführt werden. Zu diesen Verursachern gehören auch Milch und Milcherzeugnisse, einschließlich Laktose. Selbst wenn die Substanzen nur als Trägerstoffe oder Lösungsmittel eingesetzt wurden, müssen sie deklariert werden.

Bei Lebensmitteln mit sehr langer Haltbarkeit, wie Konserven oder Trockenprodukten, wird immer wieder davor gewarnt, dass sie Allergene enthalten könnten, da sie eventuell vor 2007 hergestellt wurden und Allergene damals noch nicht aufgelistet werden mussten. Bezüglich Laktose brauchen Sie jedoch keine Sorge zu haben, denn Milch, Milcherzeugnisse und Laktose müssen bereits seit 2003 angegeben werden.

46

Hervorgehobene Zutaten

Wird auf der Verpackung eines Lebensmittels eine Zutat besonders hervorgehoben – durch Text oder Bild – muss laut gesetzlicher Regelung in der Zutatenliste angegeben werden, welchen prozentualen Anteil sie am Gesamtprodukt hat. Steht zum Beispiel auf einer Verpackung »Joghurt-Kartoffel-Salat«, gilt die Zutat Joghurt als besonders ausgelobt und der prozentuale Anteil an Joghurt muss aufgelistet werden – etwa so: »Magermilchjoghurt (8%)«. Das heißt, 100 g dieses Kartoffelsalats enthalten 8 g Magermilchjoghurt.

Diese Angabe sagt Ihnen zwar noch nicht, wie viel Laktose in dem Kartoffelsalat enthalten ist, ihr Anteil lässt sich jedoch daraus berechnen: Die Laktosetabelle auf Seite 41 sagt Ihnen, wie viel Laktose in Magermilchjoghurt, also in Joghurt mit 0,1% Fettanteil, enthalten ist: 5,46 g pro 150-g-Portion, also 3,64 g je 100 g. Das bedeutet umgekehrt, dass in 1 g Magermilchjoghurt 0,0364 g Laktose stecken. Isst man 100 g Kartoffelsalat, so hat man damit 8 g Magermilchjoghurt oder 8 mal 0,0364 g, also 0,291 g Laktose aufgenommen.

Enthält ein Lebensmittel weniger als 0,1 g Laktose pro 100 g, darf es als »laktosefrei« bezeichnet werden. Diesem Kriterium entspricht der Joghurt-Kartoffel-Salat nicht. Ob Sie nach dem Genuss dieses Salats Beschwerden bekommen, hängt von Ihrer persönlichen Laktoseverträglichkeit (siehe Seite 34) ab.

Dahinter verbirgt sich Laktose

Laktose wird in den Zutatenlisten nur dann aufgeführt, wenn sie als reine Substanz zugesetzt wurde. In vielen Fällen ist die Laktose jedoch in einem Lebensmittel versteckt. Deshalb ist es wichtig, dass Sie sich die möglichen Quellen für Milchzucker klar machen. Die Lebensmittelindustrie verwendet eine Vielzahl von Bezeichnungen, die auf Laktose hinweisen.

Was der Produktname verschweigt

Das folgende Beispiel zeigt, dass bei manchen Fertigprodukten trotz präziser Nennung aller Zutaten eine Einschätzung oder gar eine Berechnung des Laktosegehalts unmöglich ist. Da hilft nur eins: Meiden Sie solche Lebensmittel.

Joghurt-Müsli mit Erdbeerstücken

Eine Packung mit der Bezeichnung »Joghurt-Müsli mit Erdbeerstücken« lässt darauf schließen, dass nach der gesetzlichen Vorschrift über hervorgehobene Zutaten (siehe links) die Anteile an Joghurt sowie Erdbeeren prozentual in der Zutatenliste zu finden sein werden. Daraus könnten Sie den Laktosegehalt der Müslimischung errechnen. Doch die Zutatenliste zeigt dem Verbraucher wahrlich Erstaunliches:
Zutaten: Vollkorn-Haferflocken, 10 % Joghurt-Konfekt (Magermilchjoghurtpulver, gehärtetes pflanzliches Fett, Zucker, Pflanzenfett, Süßmolkenpulver, Milchzucker, Emulgator Sojalecithine), Zucker, Cornflakes (Mais, Zucker, Kochsalz, Gerstenmalzextrakt, Emulgator Mono- und Diglyceride von Speisefettsäuren), pflanzliches Öl, Weizenmehl, Reismehl, Glukose-Fruktose-Sirup, brauner Zucker (Zucker, Zuckerrohrsirup), 0,7 % gefriergetrocknete und geölte Erdbeerstücke (gefriergetrocknete Erdbeerstücke, pflanzliches Öl), Dextrose, Weizenvollkornmehl, Magermilchjoghurtpulver, Aroma, Weizenkeime, Gerstenmalzextrakt (getrockneter Gerstenmalzextrakt, Emulgator Sojalecithine), Magermilchpulver, Kochsalz, Calciumcarbonat.

Kein Joghurt im Joghurt-Müsli

Wenn Sie aufgrund des Produktnamens »Joghurt-Müsli« vermutet hätten, in der Müslimischung sei Joghurt enthalten – falsch! Kein Mikrogramm Joghurt ist darin zu finden. Kann ja auch gar nicht sein, denn Müsli ist ein Trockenprodukt. Wäre Joghurt zugesetzt, könnte das Müsli nicht ohne Kühlung haltbar sein.
Was also ist drin im Joghurt-Müsli? Tatsächlich sind 10 % so genanntes Joghurt-Konfekt enthalten. Und wie die Angabe in Klammern dahinter verrät, handelt es sich dabei um einen Mix aus Magermilchjoghurtpulver, Fetten, Zucker, Molkenpulver und Milchzucker. Darüber hinaus ist dem Produkt noch weiteres Magermilchjoghurtpulver und Magermilchpulver zugesetzt.
So wie die Zutaten angegeben sind, haben Sie keine Chance, den Laktosegehalt zu errechnen. Die jeweiligen Milchzuckergehalte dieser Zutaten summieren sich zu nicht schätzbaren Werten. Also: ein Lebensmittel, das Sie besser nicht kaufen.

Lebensmittelgruppen, die häufig Laktose enthalten

Fastfood, Fertiggerichte, Fixgerichte, Halbfertiggerichte und Convenience-Produkte (siehe Tipp links), die nicht als laktosefrei deklariert sind, enthalten sehr häufig einen kaum kalkulierbaren Laktosegehalt. Ob Sie letztendlich auf die enthaltene Laktose reagieren, oder ob Sie diese ohne Beschwerden vertragen können, hängt wie immer von Ihrer individuellen Verträglichkeit ab. Ist Ihre Laktoseverträglichkeit sehr gering, sollten Sie besonders vorsichtig sein und die Zutatenliste auf dem Lebensmittel gründlich lesen, denn Sie wollen sich bestimmt keine »Ausrutscher« leisten.

Die sicherste Methode, Beschwerden durch versteckten Milchzucker aus dem Weg zu gehen, wäre der völlige Verzicht auf Fastfood, Fertiggerichte und Co. In unserem Alltag ist das nicht immer möglich, denn außer Haus können Sie nicht immer in Erfahrung bringen, in welchem Umfang Fertigprodukte eingesetzt wurden. Um unangenehme Überraschungen zu vermeiden, sollten Sie sich die Lebensmittelgruppen vergegenwärtigen, in denen von Natur aus Laktose enthalten ist, sowie die Gruppen, in deren Produkten ein mehr oder weniger großer Anteil an Laktose versteckt sein kann:

Begriffe in Zutatenlisten, die auf Laktose hinweisen

❯ Butter	❯ Molkenerzeugnisse
❯ Crème fraîche	❯ Rahm
❯ entrahmte Milch	❯ Süßmolke/Süßmolkenpulver
❯ Joghurt	❯ Sauermolke/Sauermolkenpulver
❯ Joghurtkonfekt	
❯ Lactosemonohydrat	❯ Sahne/Sahnepulver
❯ Magermilch/Magermilchpulver	❯ saure Sahne
	❯ Schmand
❯ Magermilchjoghurt/Magermilchjoghurtpulver	❯ Quark/Speisequark/Topfen
	❯ süße Sahne
❯ Milch/Milchpulver	❯ Schokolade
❯ Milchzucker	❯ Schokoladenzubereitung
❯ Molke/Molkepulver	❯ Vollmilch/Vollmilchpulver

EINFACH BEQUEM
Der englische Begriff »convenience« bedeutet Komfort oder Bequemlichkeit. Lebensmittel, die so bezeichnet werden, wurden industriell vorverarbeitet, um dem Verbraucher Küchenarbeit zu ersparen. Nachteil: Sie enthalten meist eine Vielzahl von Zutaten und Zusatzstoffen.

> **Milch und Milchprodukte**

Milch, Trockenmilch, Pudding, Mixgetränke, Kakao, Süßspeisen, Kaffeeweißer, Kondensmilch, Sahne, Sauerrahm, Dickmilch, Joghurt, Kefir, Lassi, Sauermilch, Molke, Quark, Frischkäse, Frischkäsezubereitungen, Hüttenkäse, Speisequark, Ricotta, Topfen, Schmelzkäse, Käsezubereitungen und verschiedene Käsesorten

> **Brote, Backwaren und Getreideprodukte**

Brot, Knäckebrot, Kräcker, Milchbrötchen, Kuchen, Waffeln, Pfannkuchen, Crêpes, Palatschinken, Kaiserschmarrn, Kekse, Brot- und Kuchenbackmischungen, Frühstückscerealien, Müslimischungen

> **Fertiggerichte und Halbfertiggerichte**

Pizza, Tiefkühlgerichte und Tiefkühlzubereitungen, wie Fleisch- oder Gemüsezubereitungen

> **Konserven**

Eintopfgerichte, Fischkonserven, sauer eingelegtes Gemüse (z. B. Gurken)

> **Süßwaren**

Eiscreme, Puddingpulver, Sahne- und Karamellbonbons, Energieriegel, Müsliriegel, Schokoriegel, Schokolade, Süßwaren mit Schokoüberzug, Nougat, Pralinen, Lakritze

> **Fleisch- und Wurstwaren**

Würstchen (z. B. Brühwürste), Wurstwaren (vor allem fettreduzierte), Schinken, Wurstkonserven

> **Instant-Erzeugnisse**

Instant-Suppen, Instant-Saucen, Instant-Cremes, Kartoffelpüreepulver, Knödelpulver, Bratlingmischungen

> **Fertigsaucen**

Dipsaucen, Grillsaucen, Salatsaucen, Mayonnaisen, Meerrettichcremes, Senfsorten

> **Brotaufstriche**

Margarineprodukte, Nuss-Nougat-Cremes, Streichcremes

> **weitere Produkte und Zutaten**

Gewürzmischungen, Kleietabletten, Süßstofftabletten, Aromen, Bindemittel, Verdickungsmittel

GU ERFOLGSTIPP

WENN ES SCHNELL GEHEN MUSS

Pasta mit einer fertigen Pesto-Sauce ist oftmals die Rettung nach einem langen Arbeitstag oder wenn die Kinder hungrig aus der Schule kommen. Achten Sie dabei jedoch auf Qualität und die Zutatenliste: Hochwertige Produkte enthalten neben Kräutern, Gewürzen und Öl nur die von Natur aus laktosefreien Käse Parmesan oder Pecorino.

Die grün unterlegten Lebensmittel sollten den größten Teil unserer Ernährung ausmachen. Aber das heißt nicht unbedingt »grünes Licht«, wenn es um Laktose geht: So kann beispielsweise in Brot Laktose enthalten sein.

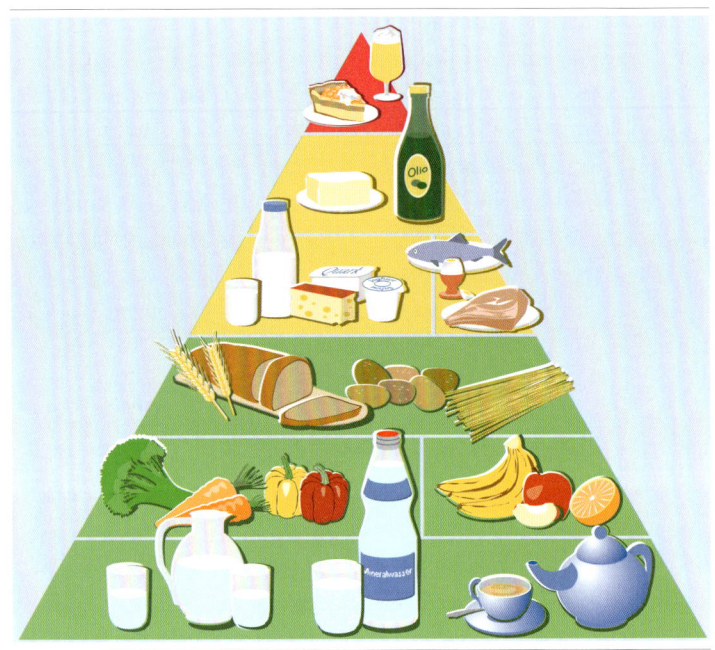

Auf der sicheren Seite – laktosefrei

In der oben abgebildeten Pyramide sind die natürlichen Lebensmittel in acht Gruppen eingeteilt: Wasser und andere kalorienfreie Getränke, Gemüse, Obst, Getreide/Kartoffeln, Milch/Milchprodukte/Käse, Fleisch/Fisch/Eier (einschließlich Geflügel, Hülsenfrüchte), Fette/Öle/Ölfrüchte sowie »Extras«. Glücklicherweise ist die Mehrzahl der natürlichen Lebensmittel völlig frei von Laktose. Lediglich vier Gruppen sind mögliche Quellen für Milchzucker:

> Getreide und Kartoffeln (einige Brot- und Brötchensorten)
> Milch und Milchprodukte
> Fette und Öle (Butter und einige Margarinesorten)
> »Extras« (Kuchen, Milchschokolade, Milchspeiseeis usw.)

Alle übrigen Lebensmittelgruppen sind vollkommen frei von Laktose. Wenn Sie also Ihre Mahlzeiten weitgehend selbst herstellen und dabei Naturprodukte verwenden, haben Sie kein Risiko, durch versteckte Laktose überrascht zu werden. Jede Menge Ideen für leckere Gerichte finden Sie ab Seite 86.

TIPP

Die nährstoffarmen »Extras« sollten nur einen geringen Teil unserer Nahrung ausmachen. Faustregel: Nicht mehr als sieben pro Woche.

Laktosefreie Lebensmittel

Eine Vielzahl von frischen und tiefgekühlten Lebensmitteln ist völlig frei von Laktose. Achten Sie aber trotzdem auf die Zutatenlisten – soweit vorhanden –, damit Sie ganz sicher nur naturbelassene Produkte ohne jegliche Zusätze auswählen.

Lebensmittel, die garantiert keine Laktose enthalten

- frisches Obst, Fruchtsäfte
- frisches Gemüse, Kräuter, Gemüsesäfte
- Kartoffeln, Nudeln, Reis
- Hülsenfrüchte
- Getreide, Getreideflocken
- laktosefreie Milch, Milchprodukte und Käse
- Fisch, Fleisch, Eier
- Pflanzenöl, Pflanzenfett, laktosefreie Margarine
- Nüsse, Samen, Ölfrüchte
- Honig, Konfitüre
- Fruchtgummi ohne Joghurt
- Wasser, Mineralwasser, Tee, Kaffee

Laktosefreie Milchprodukte

Laktosefreie Milchprodukte fristen kein Nischendasein mehr in Reformhäusern und Bioläden, sondern haben Einzug in die meisten Supermärkte gehalten. Ob es an der steigenden Zahl von Menschen mit Laktose-Intoleranz oder an dem zunehmenden Wissen um diese Unverträglichkeit liegt, ist nicht klar. Auch die Bandbreite der angebotenen Lebensmittel nimmt laufend zu – von Milch über Joghurt, Käse und Wurst bis hin zu Eiscreme gibt es eine Vielzahl von Produkten mit laktosefreien Varianten. Dass zahlreiche große Supermärkte sogar eigene Regale oder Regalbereiche nur mit laktosefreien Produkten bestücken, spricht für die anhaltend große Nachfrage.

Milchzuckerfreie Produkte werden mit den Bezeichnungen MinusL, LACtosefrei, laktosefrei oder lactosefrei angeboten. Teilweise gibt es auch Symbole: eine durchgestrichene Milchpackung, ein durchgestrichenes Glas Milch oder eine durchgestrichene Kuh. Sie sehen so auf einen Blick, ob ein Lebensmittel für Sie ge-

TIPP

Auch wenn Obst, Kohlgemüse und Hülsenfrüchte keine Laktose enthalten – verzichten Sie in der ersten Behandlungsphase noch darauf, sie belasten das Verdauungssystem unnötig.

Milchprodukte mit laktosefreien Alternativen

› Butter	› Naturjoghurt
› Camembert	› Pudding
› Frischkäse	› Quark
› Fruchtjoghurt	› Sahne
› Kaffeesahne	› Schmelzkäse
› Milch	› Schmand
› Milchmixgetränke	› Schnittkäse
› Mozzarella	› Speiseeis

eignet ist und müssen nicht lange in den Zutatenlisten suchen, ob es Milchbestandteile oder Laktose enthält. Zwar gibt es noch nicht von allen, aber zumindest von einer sehr großen Anzahl von Milchprodukten laktosefreie Alternativen (siehe Kasten).

Wie schon erwähnt, dürfen Milch und Milchprodukte als laktosefrei deklariert werden, wenn sie je 100 g maximal 0,1 g Restlaktose enthalten. Um das zu gewährleisten, werden Stichproben jeder Lebensmittelcharge auf Restlaktose untersucht, bevor sie in den Handel gelangen. Als Verbraucher können Sie sich deshalb auf die angegebenen Grenzwerte verlassen.

Bei Menschen mit extrem geringer Laktoseverträglichkeit kann in Ausnahmefällen auch diese minimale Restlaktose Beschwerden verursachen. Falls Sie davon betroffen sind, sollten Sie einfach ausprobieren, welche Produkte von welchem Hersteller Sie am besten vertragen. Entscheiden Sie sich jedoch unbedingt für Naturprodukte, um Unverträglichkeiten durch andere Zutaten von vornherein auszuschließen.

So werden laktosefreie Produkte hergestellt und verwendet

Menschen mit Laktose-Intoleranz vertragen die meisten Milchprodukte nicht, weil sie die darin enthaltene Laktose nicht in Glukose und Galaktose aufspalten können (siehe Seite 20). Laktosefreien Milchprodukten liegt ein ganz einfacher Gedankengang zugrunde: Wenn man bereits bei der Herstellung Enzyme zugibt, die

ZURÜCKHALTUNG BEI ZUCKER

Zucker braucht Vitamine, besonders B-Vitamine, um im Stoffwechsel in Energie umgewandelt zu werden. Da er jedoch ein leerer Kalorienträger ist, der die benötigten Vitamine nicht selbst mitbringt, muss seine Verwertung immer durch hochwertige Lebensmittel ausgeglichen werden.

die Laktose zerlegen, ist es nicht mehr nötig, dass dieser Vorgang im Verdauungssystem stattfindet, und Menschen mit Laktose-Intoleranz können diese Milchprodukte unbeschwert genießen.

Laktosefreie Milch und Milchprodukte können Sie zum Backen und Kochen verwenden wie die üblichen Milchprodukte. Berücksichtigen Sie dabei jedoch, dass die beiden Einfachzucker Galaktose und Glukose eine zwei- bis viermal größere Süßkraft als Milchzucker haben. Laktosefreie Milch schmeckt deshalb im Vergleich zu Normalmilch etwas süßer. Dieses Mehr an Süße können Sie nutzen und bei der Zubereitung von Süßspeisen, wie Milchreis, Grießbrei oder Pudding, ein Drittel weniger Zucker nehmen als im Rezept angegeben.

Nicht alle laktosefreien Produkte sind sinnvoll

Milchprodukte mit Fruchtzubereitungen sind für Menschen mit Laktose-Intoleranz wenig empfehlenswert. Denn zur Milchzuckerunverträglichkeit gesellt sich oft noch eine Unverträglichkeit gegenüber Fruktose (Fruchtzucker; siehe auch S. 73). Deshalb sollten Sie in der Anfangsphase Ihrer Behandlung vorsorglich keine Milchprodukte mit Fruchtzutaten wählen. Entscheiden Sie sich unbedingt für die Naturvariante – also für den laktosefreien Naturjoghurt und nicht für den laktosefreien Fruchtjoghurt. Wenn Sie Ihre Laktose-Intoleranz im Griff haben, können Sie nach und nach ausprobieren, ob Sie Fruktose gut vertragen – die Tabelle auf den Seiten 74/75 zeigt Ihnen, wie viel Fruktose die einzelnen Obstsorten enthalten.

Auch aus ernährungsphysiologischer Sicht sind nicht alle laktosefreien Milchprodukte uneingeschränkt empfehlenswert. Beispielsweise enthalten laktosefreie Fruchtjoghurts, Milchmixgetränke und ähnliche Produkte reichlich Zucker. Die verschiedenen Zucker liefern dem Körper jedoch nur leere Kalorien und keinerlei lebenswichtige Nährstoffe wie Vitamine, Mineralstoffe und Spurenelemente. Jeder Zuckerzusatz in Lebensmitteln führt deshalb zu einer Verschlechterung der Nährstoffdichte. Zuckerhaltige Produkte – egal ob laktosefrei oder nicht – sollten aus diesem Grund lediglich einen geringen Teil Ihrer Lebensmittel ausmachen.

GESCHMACKSSACHE

Zu Beginn wird Ihnen die Süße der laktosefreien Milchprodukte ungewohnt erscheinen. Doch Sie werden sich schnell daran gewöhnen und umgekehrt nach einer Weile sogar über die fehlende Süße »normaler« Milch irritiert sein.

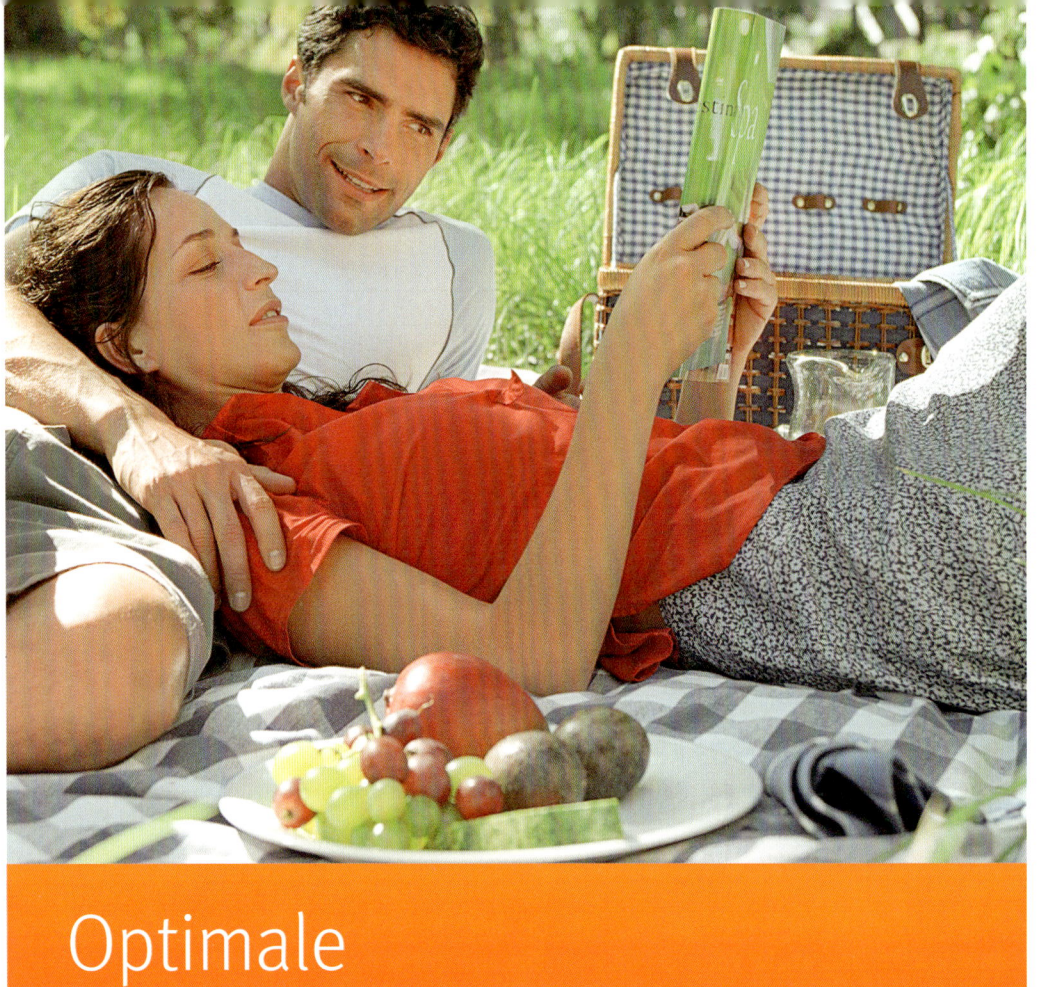

Optimale
Nährstoffversorgung

»Lass die Nahrung dein Heilmittel sein.« – Die Empfehlung von Hippokrates (460 bis 370 v. Chr.), dem berühmtesten Arzt der Antike, gilt bis heute. Denn die Nahrung ist ein Baustein für die Gesunderhaltung des Körpers. Sie versorgt ihn mit lebenswichtigen (essenziellen) Stoffen, die er selbst nicht herstellen kann. Es ist deshalb wichtig, dass Sie auch bei Laktose-Intoleranz nicht völlig auf Milchprodukte verzichten, da sie ein sehr wichtiger Lieferant von Mineralstoffen und Vitaminen sind.

Mineralstoffe und Vitamine

Auch wenn Mineralstoffe und Vitamine nur in winzigen Mengen benötigt werden, sind sie doch unverzichtbar für unseren Stoffwechsel. Die Lebensmittel der Milchgruppe sind als gute Quelle für hochwertiges Eiweiß bekannt, doch genauso wichtig sind sie als Lieferanten essenzieller Mineralstoffe und Vitamine. Sie versorgen uns mit reichlich Kalzium und Magnesium sowie mit den Vitaminen A, B_2 und B_6.

Essen und trinken Sie deshalb täglich entsprechend Ihrer persönlichen Laktoseverträglichkeit laktosefreie Milch sowie Milchprodukte und Käse, die von Natur aus laktosearm sind.

Kalzium

Kalzium ist der wichtigste Mineralstoff in unserem Körper. Der Organismus verwendet Kalzium in hohem Maß als Baustein für Knochen und Zähne, außerdem ist es wichtig für die Reizleitung von Nerven und Muskeln, die Blutgerinnung sowie für die Aktivierung bestimmter Enzyme und Hormone.

Ein Überschuss an Kalzium, den Sie mit der Nahrung aufgenommen haben, wird über Stuhl, Urin und Schweiß ausgeschieden. Ein extremer Kalziumüberschuss, der durch Kalziumpräparate verursacht wurde, kann allerdings auf die Dauer zu gesundheitlichen Beschwerden wie Verstopfung und im Extremfall sogar zu Herzrhythmusstörungen führen.

Wenn unser Körper über längere Zeit mit Kalzium unterversorgt ist, kommt es zu diversen Symptomen – von trockener Haut und Muskelkrämpfen bis hin zu Verdauungsproblemen und Bluthochdruck. Außerdem besteht die Gefahr, dass das in den Knochen eingelagerte Kalzium wieder abgebaut wird, was auf Kosten der Knochenstabilität geht und zu Osteoporose führen kann.

Die deutschsprachigen europäischen Fachgesellschaften für Ernährung empfehlen für Erwachsene täglich 1000 mg Kalzium. So viel ist beispielsweise in 830 ml Milch enthalten. Ohne Milch und Milchprodukte ist eine ausreichende Zufuhr von Kalzium schwierig, denn es gibt nicht allzu viele pflanzliche Lebensmittel, die Kalzium in größeren Mengen enthalten (siehe Tabelle Seite 60).

GU ERFOLGSTIPP

VITAMINREICHER SPAZIERGANG

Damit unser Körper Kalzium in Knochen und Zähne einbauen kann, benötigt er Vitamin D. Dieses Vitamin produziert er eigenständig unter dem Einfluss von Tageslicht. Schon ein täglicher Spaziergang von 30 Minuten ist dafür ausreichend.

Der Kalziumbedarf unseres Körpers wird durch bestimmte Nahrungsmittel erhöht, da diese eine schnellere Ausscheidung von Kalzium bewirken. Dazu gehören zum Beispiel oxalhaltige Lebensmittel wie Kakao, Schokolade, Rhabarber und Spinat, aber auch Colagetränke oder Kaffee.

Magnesium

Magnesium ist neben Kalzium entscheidend am Aufbau und der Erhaltung von Knochen und Zähnen beteiligt. Außerdem ist es wichtig für den Muskelstoffwechsel und Bestandteil sowie Aktivator verschiedener Enzyme des Kohlenhydrat- und Proteinstoffwechsels. Magnesium wird bei der Reizübertragung zwischen Nerven und Muskeln und bei Muskelkontraktionen benötigt.

Die Empfehlungen für die tägliche Magnesiumzufuhr liegen laut den deutschsprachigen europäischen Fachgesellschaften für Ernährung für Frauen bei 300 mg und für Männer bei 350 mg. Bei Sportlern, die über den Schweiß viel Magnesium verlieren, sowie bei Diabetikern, die über den Urin vermehrt Magnesium ausscheiden, und bei älteren Menschen, die oft zu wenig trinken, kann ein erhöhter Magnesiumbedarf bestehen. Gute Magnesiumlieferanten sind Vollkornprodukte, Gemüse und Nüsse.

Ein Mangel an Magnesium macht sich häufig durch Muskel- oder Wadenkrämpfe, Kopfschmerzen, Herzprobleme sowie Übelkeit, Bauchkrämpfe und Durchfall bemerkbar.

Vitamine

Vitamine sorgen für das Funktionieren des Stoffwechsels, indem sie die Verwertung von Kohlenhydraten, Eiweiß und Mineralstoffen steuern und das Immunsystem stärken.

Vitamin A beeinflusst das Zellwachstum und den Sehvorgang. Es reguliert den Aufbau und die Erhaltung von Haut, Schleimhäuten und Knorpeln. Frauen sollten täglich 0,8 mg und Männer 1 mg Vitamin A mit der Nahrung aufnehmen. Fisch, Leber und Eier sind neben Milchprodukten ein guter Lieferant von Vitamin A.

Vitamin B_2 spielt eine zentrale Rolle bei der Verwertung von Fetten, Kohlenhydraten und Proteinen. Im Volksmund wird es deshalb auch Wachstumsvitamin genannt. Es wird in allen Geweben und Zellen als Stoffwechselkatalysator verwendet. Außer in Milch und Milchprodukten kommt Vitamin B_2 in Fisch, Fleisch, Eiern, Vollkornprodukten, Brokkoli, Spinat und gelben Paprika vor. Frauen benötigen täglich 1,2 mg und Männer 1,4 mg Vitamin B_2. Vitamin B_6 ist an über 50 Auf- und Abbauprozessen beteiligt, hauptsächlich im Stoffwechsel der Eiweißbausteine. Es ist unter anderem für die Bildung wichtiger Gewebshormone wie Histamin und dem Glückshormon Serotonin bedeutsam. Außerdem beeinflusst es Nervensystem und Immunabwehr sowie die Bildung des roten Blutfarbstoffs. Vitamin B_6 ist in Milchprodukten sowie in Fleisch, Fisch, Leber, Brokkoli, Spinat, Kartoffeln, Linsen, Nüssen und Vollkornprodukten enthalten. Frauen sollten täglich 1,2 mg und Männer 1,5 mg Vitamin B_6 aufnehmen.

Die Nährstoffe in Milchprodukten

Um mit den lebenswichtigen Nährstoffen aus Milch und Milchprodukten gut versorgt zu sein, empfehlen die Fachgesellschaften, täglich vier Portionen davon zu essen. Ihren Mix aus Milch, Sauermilchprodukten und Käse können Sie sich ganz nach Belieben zusammenstellen. Er könnte beispielsweise so aussehen:
> 1 Portion laktosefreier Joghurt ins Morgen-Müsli,
> 1 Portion laktosefreier Hartkäse über das Nudelgericht,
> 2 Portionen laktosefreier Schnittkäse aufs Brot.
Damit hätten Sie schon mehr als 100 Prozent der empfohlenen täglichen Kalziummenge aufgenommen. Zusätzlich haben Sie Ihren Tagesbedarf an Magnesium zu 15, an Vitamin A zu 30, an Vitamin B_2 zu 50 und an Vitamin B_6 zu über 10 Prozent gedeckt.

Nährstoffe in Milchersatzprodukten

Aus Hafer, Kokos, Mandeln, Reis und Soja lassen sich milchähnliche Flüssigkeiten herstellen. Darüber hinaus gibt es eine sehr große Auswahl an diversen Sojaprodukten – von Sojamilch bis hin zu Tofu, einer käseartigen festen Masse, und vegetarischen Würstchen. Milchersatzprodukte erhalten Sie in gut sortierten Supermärkten, Reformhäusern und Bioläden.

GU ERFOLGSTIPP

INTELLIGENT KOMBINIEREN

Wenn Sie wenig Milchprodukte zu sich nehmen, kommen als Quelle für hochwertiges Eiweiß vor allem Fisch und Fleisch in Frage. Oder Sie kombinieren Hülsenfrüchte und Getreide in einer Mahlzeit, dann ergänzen sich die verschiedenen Eiweißbausteine und erhöhen so die biologische Eiweißwertigkeit. Zum Beispiel: Pasta mit Bohnen oder Linsensuppe mit Brot.

Die flüssigen Ersatzprodukte ähneln Milch in Konsistenz und Verwendungsmöglichkeiten. Beispielsweise können Sie mit Hafer-, Reis- oder Sojadrinks Kuchen und Pudding herstellen. Und Kokosmilch, ein traditionelles Lebensmittel der asiatischen Küche, ist eine interessante Alternative zu Sahne in Currygerichten.

Auch wenn Sie üblicherweise auf laktosefreie Milch und Milchprodukte zugreifen, können Sie die Milchersatzprodukte in jedem Fall ausprobieren, sie bringen Abwechslung in den Speiseplan.

Die Inhaltsstoffe der Milchersatzprodukte unterscheiden sich jedoch völlig von denen der Milch. Ihre Eiweiße sind weniger hochwertig, zudem sind die Ersatzdrinks keine Kalzium- und Vitamin-B_2-Lieferanten. Während es Sojadrinks häufig mit Vitaminen und Mineralstoffen angereichert gibt, werden diese Varianten von Haferdrinks und Reisdrinks seltener angeboten. Angereicherte Kokosmilch ist nicht erhältlich. Sie sollten diese Ersatzprodukte deshalb keinesfalls als vollwertige Milchalternativen sehen. Wenn Sie sie häufig verwenden, besprechen Sie auf jeden Fall mit Ihrem Arzt oder Ernährungsberater, wie Sie die Versorgung mit lebenswichtigen Nährstoffen – insbesondere Kalzium – sicherstellen können.

Haferdrinks, Kokosmilch & Co.

Die folgenden Milchersatzprodukte können Sie bereits in der Karenzphase bedenkenlos verwenden:

> Haferdrink: Er schmeckt süßlich und leicht nach Getreide. Gemahlene Haferkörner werden dafür im Verhältnis eins zu zehn mit Wasser gemischt und kurz aufgekocht.

> Reisdrink: Er schmeckt leicht süß. Er entsteht aus Reiskörnern, die gemahlen, im Verhältnis eins zu zehn mit Wasser gemischt und kurz aufgekocht werden.

> Kokosmilch: Sie riecht und schmeckt aromatisch nach Kokos. Das weiche, geraspelte Fleisch junger Kokosnüsse wird mit Wasser püriert und ausgepresst. Je nach Wasseranteil hat diese Flüssigkeit einen Fettgehalt von 15 bis 25 Prozent.

> Mandelmilch: Sie hat ein nussiges Aroma und kann zum Beispiel aus Mandelpaste selbst hergestellt werden. Dazu mischen Sie Mandelpaste mit Wasser im Verhältnis eins zu fünf.

LANGE TRADITION
Mandelmilch war bereits im Mittelalter ein beliebtes Lebensmittel. Noch heute ist sie auf Mallorca Grundlage für Mandelsorbet. In Süditalien können Sie »Latte di Mandorla« als kaltes Erfrischungsgetränk bestellen.

Inhaltsstoffe von Milch und Milchersatzdrinks (je 100 g)

	Brennwert (kcal)	Eiweiß (g)	Kohlenhy-drate (g)	Laktose (g)	Fett (g)
Vollmilch	64	3,3	4,8	4,7	3,5
Haferdrink	42	1	6,5	–	1,5
Reisdrink	49	0,1	9,5	–	1,2
Kokosmilch	160	1,65	1,65	–	16
Mandelmilch	45	0,9	5	–	2,2
Sojamilch	35	3,7	0,1	–	2,2

Sonderfall Sojaprodukte

Während der Karenzphase sollten Sie auf Sojaprodukte vorsichts-halber noch verzichten, da viele Menschen empfindlich auf Soja reagieren. Wenn sich Ihr Darm nach ein paar Wochen erholt hat, können Sie Sojadrinks und sämtliche aus Soja hergestellte Produk-te nach und nach ausprobieren. Sojadrinks werden aus Sojaboh-nen hergestellt, die gemahlen und mit Wasser gekocht wurden.

Viele Milchersatzprodukte auf Sojabasis sind mit Kalzium und teilweise auch mit Vitamin B_2 angereichert. Allerdings sind die Eiweiße der Sojaprodukte nicht so hochwertig wie die der Milch-produkte und deshalb nur bedingt eine Alternative zu Milch und Milchprodukten. Milchersatzprodukte aus Soja gibt es in unter-schiedlichen Formen:

> Sojadrink, natur
> Sojafruchtdrink
> Sojajoghurt
> Sojafruchtjoghurt
> Sojadessertprodukte
> Sojasahne
> Reis-Soja-Drink
> Tridrink (Reis-Soja-Hafer und Kalzium)
> vegane Schlagsahne (auf Sojabasis)
> Tofu (Sojakäse)

KENNZEICHNUNG
Weil Soja häufig Unverträg-lichkeitsreaktionen auslöst, muss es laut EU-Richtlinie in den Zutatenlisten von verpackten Lebensmitteln aufgeführt werden.

Kalziumreiche pflanzliche Lebensmittel

	Portion (g)	Kalzium (mg/ Portion)	Anteil am Tagesbe- darf (%)*
Getreide			
Amaranth	30	64	6
Hafer, Haferflocken (Vollkorn)	30	17	2
Müsli-Mischung (Trockenprodukt)	30	23	2
Roggenschrot- und Vollkornbrot	50	19	2
Obst			
Bananen	100	8	1
Erdbeeren	150	36	4
Feigen	150	81	8
Himbeeren	150	60	6
Orangen	150	63	6
Kräuter			
Gartenkresse	20	43	4
Petersilie	20	36	4
Rucola (Rauke)	100	160	16
Schnittlauch	20	26	3
Gemüse			
Artischocken	200	106	11
Bleichsellerie (Staudensellerie)	200	160	16
Bohnen (grün)	200	112	11
Brokkoli	200	116	12
Fenchel	200	218	22
Grünkohl (Braunkohl)	200	424	42
Kohlrabi	200	136	14
Mangold	200	206	21
Spinat	200	234	23
Hülsenfrüchte			
Bohnen (weiß)	75	85	8
Kichererbsen	75	93	9
Sojabohnen	75	151	15

POWERSTART

Starten Sie mit einem richtigen Kalziumschub in den Tag: Ein Müsli aus gepopptem Amaranth mit Erdbeeren, Himbeeren oder Feigen ist unschlagbar.

* Die deutschsprachigen europäischen Ernährungsgesellschaften empfehlen für Erwachsene eine tägliche Kalziumzufuhr von 1000 mg.

Mineralstoffe und Vitamine in Milchprodukten

	Portion (g)	Kalzium (mg)	Magnesium (mg)	Vitamin A (µg)	Vitamin B$_2$ (mg)	Vitamin B$_6$ (mg)
Milch und Milchprodukte						
Butter (Süß- und Sauerrahm)	20	3	1	131	0	0
Buttermilch	200	218	32	18	0,32	0,08
Dickmilch, 3,5 % Fett	150	180	18	47	0,27	0,08
Joghurt, 0,1 % Fett	150	188	18	3	0,28	0,08
Joghurt, 1,5 % Fett	150	185	21	20	0,27	0,08
Joghurt, 3,5 % Fett	150	180	18	47	0,27	0,08
Kefir, 3,5 % Fett	150	180	18	47	0,27	0,08
Milch, 1,5 % Fett	200	246	24	26	0,36	0,10
Milch, 3,5 % Fett	200	240	24	62	0,36	0,10
Molke, süß	200	136	2	6	0,30	0,08
Sahne, 30 % Fett	20	16	2	55	0,03	0,01
Saure Sahne, 10 % Fett	20	22	2	k. A.	0,03	0
Speisequark, Magerstufe	50	46	6	1	0,15	0,05
Ziegenmilch	200	246	26	146	0,30	0,06
Käse und Frischkäse*						
Appenzeller, 50 % Fett	30	240	11	105	0,13	0,02
Bergkäse, 45 % Fett	30	330	13	99	0,10	0,03
Butterkäse, 30 % Fett	30	240	12	51	0,10	0,02
Butterkäse, 60 % Fett	30	180	8	114	0,09	0,02
Cambozola, 70 % Fett	30	108	5	132	0,10	0,04
Camembert, 30 % Fett	30	180	6	65	0,20	0,08
Camembert, 45 % Fett	30	171	5	109	0,18	0,08
Camembert, 60 % Fett	30	147	5	166	0,11	0,06
Edamer, 30% Fett	30	240	10	50	0,1	0,02
Edamer, 45 % Fett	30	203	9	87	0,1	0,02
Emmentaler, 45 % Fett	30	309	10	87	0,09	0,03
Feta, 45 % Fett	30	129	6	63	0,09	0,03
Frischkäse, 60–85 % Fett	30	24	2	98	0,07	0,02
Harzer, Korbkäse, Handkäse	30	38	5	3	0,10	0,01
Kochkäse, 10 % Fett	30	60	6	9	0,11	0,02
Mozzarella, 40–50 % Fett	30	135	6	66	0,10	0,03
Tête de Moine, 50 % Fett	30	270	12	99	0,09	0,02
Ziegenkäse (Schnittkäse), 48 % F.	30	210	13	99	0,09	0,01

* Alle Prozentangaben beziehen sich auf Fett i. Tr., also auf den Fettgehalt in der Trockenmasse.
k. A. = keine Angabe vorhanden

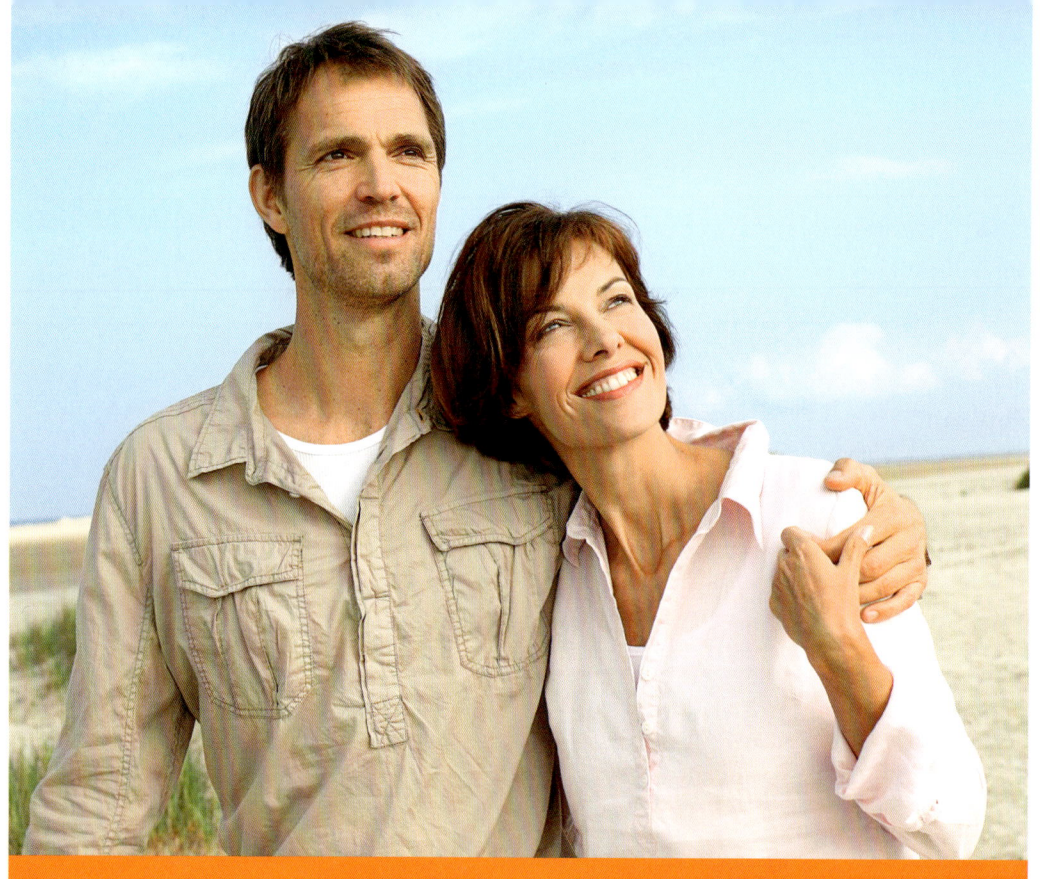

Begleitprogramm für eine entspannte Verdauung

Eine geregelte Verdauung fängt bei den Mahlzeiten an. Essen Sie in angenehmer Umgebung, sorgen Sie für frische Luft, gute Stimmung und genießen Sie in Ruhe. Das sind die Grundvoraussetzungen, damit Ihnen nichts unangenehm auf den Magen schlägt. Auch regelmäßige Bewegung und trainierte Bauchmuskeln unterstützen die Verdauung, weil die Darmtätigkeit angeregt wird. Seien Sie also körperlich aktiv und schenken Sie Ihrer Nahrung Beachtung – nicht nur Ihr Körper, auch Ihre Seele profitiert davon.

Richtig essen

Dass Sie Ihre Gesundheit fördern, wenn Sie Ihre Lebensmittel abwechslungsreich und den Jahreszeiten entsprechend auswählen, wissen Sie bereits. Aber auch eine entspannte Atmosphäre rund um die Mahlzeiten ist die Basis für eine geregelte Verdauung. Essen unter schwerer seelischen und geistigen Anspannung belastet unser Verdauungssystem. Denn unser Körper schüttet bei Stress bestimmte Hormone aus. Diese Botenstoffe mobilisieren Energiereserven, erhöhen die Atem- und Herzfrequenz und weiten die Pupillen. Das gesamte System ist auf elementare Aktionen wie Flucht oder Kampf vorbereitet – wie es für unsere Jäger- und Sammlervorfahren einst sinnvoll war –, die Bereitstellung von Verdauungsenzymen hat keine Priorität.

Wer also unter hohem Druck, ganz gleich ob zeitlicher oder emotionaler Art, seine Mahlzeiten zu sich nimmt, bekommt häufig die Quittung in Form von Unwohlsein und Völlegefühl. Achten Sie deshalb stets darauf, wo, wie und was Sie essen:

> Essen Sie in heller, freundlicher und ruhiger Umgebung.
> Essen Sie nur, wenn Sie sich auf das Essen freuen, wenn Ihnen förmlich das Wasser im Mund zusammenläuft. Lebensmittel, die Sie nicht gern essen, werden Sie meist auch nicht gut vertragen.
> Essen Sie langsam und kauen Sie gründlich.
> Essen Sie abends möglichst leichte Mahlzeiten. Vermeiden Sie vor allem blähende und schwer verdauliche Gemüse, Hülsenfrüchte und hart gekochte Eier.
> Essen Sie abends lieber leicht verdaulichen Fisch als Fleisch.
> Essen Sie nicht zu spät. Lassen Sie einige Stunden zwischen Ihrem Abendessen und Schlafengehen vergehen. So kann das Essen gut verdaut werden.
> Essen Sie Fertigprodukte und Halbfertigprodukte – wenn überhaupt – nur nachdem Sie die Zutatenlisten gründlich auf Milchzucker überprüft haben (siehe auch Seite 48).
> Essen Sie mit Muße und genießen Sie Ihre Mahlzeit möglichst lange. Legen Sie das Besteck zwischen den einzelnen Bissen aus der Hand, so geraten Sie nicht in Versuchung, schon etwas auf die Gabel zu nehmen, während Sie noch kauen.

TIPP

Kräuter enthalten reichlich Vitamine und Mineralstoffe. Ergänzen Sie deshalb Ihre Speisen so oft wie möglich mit diesen aromatischen und dekorativen Zutaten.

Zehn-Punkte-Programm für Ihre Gesundheit

Die Deutsche Gesellschaft für Ernährung e.V. (DGE) hat nach aktuellen wissenschaftlichen Erkenntnissen ein Zehn-Punkte-Programm zu ausgewogener Lebensmittelauswahl und genussvoller Ernährung erstellt, das zur Gesunderhaltung der Menschen beitragen soll. Es lässt sich auch bei Laktose-Intoleranz verwirklichen.

1. Vielseitig essen

Genießen Sie die angebotene Nahrungsmittelvielfalt. Wählen Sie abwechslungsreich aus und kombinieren Sie nährstoffreiche und energiearme Lebensmittel.

2. Gemüse und Obst – »Fünf am Tag«

Essen Sie möglichst oft fünf Portionen Gemüse und Obst täglich. Ideal sind drei bis vier Portionen Gemüse und ein bis zwei Portionen Obst, am besten zu jeder Hauptmahlzeit und als Zwischenmahlzeiten. Eine Portion können Sie auch als Saft trinken. Tiefkühlgemüse und -obst ohne weitere Zutaten oder Zusatzstoffe sind ein guter Ersatz, wenn es mal schnell gehen muss oder das saisonale Angebot eingeschränkt ist.

3. Ausreichend Getreideprodukte und Kartoffeln

Brot, Nudeln, Reis, Getreideflocken (am besten aus Vollkorn) und Kartoffeln enthalten reichlich Vitamine, Mineralstoffe, Spurenelemente, Ballaststoffe und sekundäre Pflanzenstoffe. Essen Sie diese Lebensmittel fettarm zubereitet zu jeder Hauptmahlzeit.

4. Täglich Milch und Milchprodukte; ein- bis zweimal in der Woche Fisch; Fleisch, Wurstwaren sowie Eier in Maßen

Bei Laktose-Intoleranz greifen Sie natürlich entweder zu laktosefreier Milch oder Milchprodukten beziehungsweise zu Milchprodukten, die von Natur aus laktosearm sind (siehe Seite 41 bis 43), und verteilen diese auf drei bis vier Portionen täglich – so hat Ihr Darm genügend Zeit für die Laktaseproduktion.

Milch, Fisch, Fleisch und Eier enthalten wertvolle Nährstoffe: Milchprodukte beispielsweise liefern reichlich Kalzium, Seefisch enthält Jod, Selen und Omega-3-Fettsäuren. Wenn Sie über die Woche verteilt 300 bis 600 g mageres Fleisch essen, sind Sie mit Eisen und den Vitaminen B_1, B_6 und B_{12} gut versorgt. Bevorzugen Sie fettarme Lebensmittel, vor allem bei Fleisch, Wurst und Milchprodukten.

5. Wenig Fett und fettreiche Lebensmittel

Fett ist besonders energiereich. Fettreiche Ernährung in Verbindung mit Bewegungsmangel kann schnell zu Übergewicht führen. 60 bis 80 g Fett pro Tag, davon 30 bis 40 g zum Kochen und als Brotaufstrich, sind ausreichend. Bevorzugen Sie pflanzliche Öle, sie sind auch gute Quellen für Vitamin E. Tierische Fette wie Schmalz und Butterschmalz dagegen begünstigen Herz-Kreislauf-Krankheiten. Achten Sie auf versteckte Fette in Gebäck, Süßwaren, Wurst, Fertigprodukten und Fastfood.

6. Zucker und Salz in Maßen

Speisen und Getränke, die Zucker oder Zuckerarten – beispielsweise Glukose-Fruktose-Sirup – enthalten, sollten Sie nur gelegentlich zu sich nehmen. Pikanten Gerichten können Sie mit frischen Kräutern und Gewürzen Aroma geben und dafür die Salzmenge reduzieren. Bevorzugen Sie Salz mit Jod- und Fluoridzusatz.

7. Ausreichend Flüssigkeit

Wasser ist lebensnotwendig und wichtig für eine geregelte Verdauung sowie die Ausscheidung von Stoffwechselendprodukten über die Nieren. Trinken Sie rund eineinhalb Liter jeden Tag. Bevorzugen Sie reines Wasser ohne oder mit wenig Kohlensäure.

8. Schmackhaft und schonend zubereiten

Garen Sie Ihre Speisen so kurz wie möglich bei niedrigen Temperaturen mit wenig Wasser und wenig Fett – so erhalten Sie den natürlichen Geschmack, schonen die Nährstoffe und verhindern die Bildung schädlicher Verbindungen.

9. Nehmen Sie sich Zeit, genießen Sie Ihr Essen

Bewusstes Essen hilft, richtig zu essen. Richten Sie Ihr Essen appetitlich an und lassen Sie sich Zeit beim Genießen.

10. Achten Sie auf Ihr Gewicht und bleiben Sie in Bewegung

Eine ausgewogene Ernährung, viel körperliche Bewegung und Sport (mindestens eine halbe, besser eine Stunde pro Tag) gehören zusammen. Mit dem richtigen Körpergewicht fühlen Sie sich wohl und fördern Ihre Gesundheit.

Den Darm unterstützen

Eine gesunde Darmflora ist die Voraussetzung für eine funktionierende Verdauung. Sauermilcherzeugnisse wie Joghurt und Dickmilch sollten Sie bei Laktose-Intoleranz in jedem Fall ungesäuerten Milchprodukten vorziehen. Der Zusatz von Darmbakterien – Pro- und Prebiotika – in Lebensmitteln oder als Arzneimittel ist viel diskutiert. Diese Mikroorganismen werden bei Laktose-Intoleranz und Darmerkrankungen häufig erfolgreich angewendet, auch wenn der wissenschaftliche Beweis ihrer Wirksamkeit bisweilen noch aussteht.

Lebensmittel oder Präparate, in denen Pro- und Prebiotika gemeinsam verwendet werden, werden als Symbiotika bezeichnet.

Sauermilchprodukte

Milcherzeugnisse, die mit Milchsäurebakterien fermentiert wurden, wie Joghurt und Dickmilch, sind bei Laktose-Intoleranz besser verträglich als andere Milchprodukte. Die Gründe dafür sind:
> Sie haben einen geringeren Laktosegehalt als Milch,
> die zugesetzten Milchsäurebakterien enthalten Laktase.

Die Mikroorganismen, die für die Herstellung von Sauermilchprodukten verwendet werden – vor allem Lactobacillus bulgaricus und Streptococcus thermophilus –, besitzen in ihren Zellen Laktase. Etwas davon geben sie an die Milch ab, was zu einem teilweisen Abbau von Laktose und zur Entstehung von Milchsäure führt. Die Milch gerinnt und wird dickflüssig. Man nennt diesen Prozess auch das »Dicklegen« der Milch.

Die übrige Laktase der Bakterien ist durch die Zellwand geschützt und kann unbeeinflusst von der Magensäure den Dünndarm erreichen. Dort werden die Bakterien durch die Gallensäuren zersetzt und die Laktase wird frei. Je nach Bakterienstamm variieren die Laktasemengen: Bakterien mit hoher Gallensäureresistenz setzen weniger Laktase frei und können die Laktosespaltung nur eingeschränkt fördern. Deshalb kann es sein, dass Ihnen nicht alle Sauermilchprodukte gleich gut bekommen – probieren Sie es aus. Die meisten Menschen mit Laktose-Intoleranz vertragen von den Sauermilchprodukten am besten Joghurt. Das liegt unter anderem

NATUR PUR
Zucker und Fruchtzusätze können die Aktivität probiotischer Organismen mindern. Greifen Sie bei Sauermilchprodukten deshalb lieber zu den Naturvarianten.

an seiner Konsistenz. Sie ist dafür verantwortlich, dass er den Verdauungstrakt langsamer passiert als etwa Buttermilch. Dadurch erhöht sich die Kontaktzeit mit der laktaseproduzierenden Dünndarmwand – es kann mehr Laktose abgebaut werden.

Probiotika

Probiotika (griechisch: für das Leben) sind lebende Mikroorganismen – zum Beispiel Bifidobakterien und Laktobazillen –, die die Gesundheit positiv beeinflussen, indem sie unbeeinflusst durch die Magensäure in den Darm gelangen. Dort siedeln sie sich an, verdrängen krank machende Bakterien und stärken die Darmflora. Probiotika werden Milchprodukten, aber auch Säften, Würsten und Schokolade zugesetzt. Außerdem gibt es probiotische Arzneimittel für den gezielten Einsatz bei Darmerkrankungen.

Probiotika haben eine ganze Reihe von günstigen Wirkungen: Sie fördern die Verdauung von Laktose, verringern die Häufigkeit und Dauer von Durchfällen, reduzieren krebsfördernde Enzyme im Dickdarm und stimulieren das Immunsystem.

Voraussetzung für die positive Wirkung dieser Mikroorganismen ist jedoch, dass die Keimzahl des probiotischen Lebensmittels hoch genug ist und dass es regelmäßig, also täglich verzehrt wird. Bei nur gelegentlicher Zufuhr werden die neuen Keime rasch durch andere Bakterien verdrängt.

DIE BULGAREN UND DER JOGHURT

Der russische Biologe Ilja Metschnikoff untersuchte um 1900 am Pasteur-Institut in Paris das Geheimnis der überdurchschnittlichen Lebenserwartung der Bulgaren und führte sie auf deren hohen Konsum an fermentierten Milchprodukten zurück. Den für die Fermentation maßgeblichen Mikroorganismus nannte er Bacillus bulgaricus, später Lactobacillus bulgaricus. Er stellte fest, dass dieses Milchsäurebakterium nicht nur die natürlichen Abwehrkräfte stärkt, sondern auch Krankheitserreger im Darm bekämpft. Bereits in den zwanziger Jahren des 20. Jahrhunderts wurden deshalb Probiotika erfolgreich bei der Behandlung von Durchfällen und anderen Darmerkrankungen eingesetzt.

Prebiotika

Prebiotika (oder Präbiotika) sind Ballaststoffe, die als Nährstoff für »gute«, probiotische Bakterien dienen und so deren Vermehrung im Darm fördern. Als Folge davon sollen die so gestärkten Probiotika das Wachstum unerwünschter Bakterien hemmen. Ob Prebiotika tatsächlich eine positive Langzeitwirkung auf unsere Gesundheit haben, ist noch nicht nachgewiesen.

Besonders häufig wird der Ballaststoff Inulin als Prebiotikum eingesetzt. Natürlicherweise kommt Inulin in verschiedenen Gemüsesorten vor, beispielsweise in Chicorée, Pastinaken, Schwarzwurzeln, Spargel, Topinambur und Zwiebeln. Da diese Lebensmittel bei empfindlichen Menschen zu Blähungen und Durchfall führen können, sollte man sie während der Karenzphase meiden. Inulin setzt sich aus bis zu 60 Fruktosemolekülen zusammen, Oligofruktose besteht aus zwei bis zehn Fruktosemolekülen. Beide Stoffe werden als isolierte Prebiotika mittlerweile vielen Lebensmitteln zugesetzt. Die genauen Mengen sind meist nicht bekannt. Zur Vorsicht wird deshalb empfohlen, Lebensmittel mit zugesetzten Prebiotika so zu behandeln wie Lebensmittel mit natürlichem Inulin und sie während der Karenzphase zu meiden.

Sind isolierte Prebiotika sinnvoll?

Eine Tagesmenge von 10 g Inulin oder Oligofruktose hat einen bifidogenen Effekt, indem sie im Darm gezielt das Wachstum der Bifidobakterien fördert. Empfindliche Menschen reagieren jedoch bei dieser Menge an Inulin oder Oligofruktose bereits mit Blähungen, Durchfall sowie Magen- und Darmkrämpfen. Von den meisten werden jedoch 10 bis 20 g dieser Ballaststoffe ohne Nebenwirkungen vertragen. Wenn wir täglich die empfehlenswerte Menge Obst und Gemüse essen, nehmen wir ganz nebenbei durchschnittlich 3 bis 11 g Inulin auf. Es ist deshalb umstritten, ob eine zusätzliche Dosis isolierten Inulins über prebiotische Lebensmittel überhaupt notwendig und sinnvoll ist. Wenn Sie 300 g Obst, 200 bis 300 g gegartes Gemüse, 100 g Rohkost und 100 g Salatgemüse in Ihren täglichen Speiseplan aufnehmen, sind Sie ausreichend mit prebiotischen Ballaststoffen versorgt.

KEIN ERSATZ
In keinem Fall sind Prebiotika – ebenso wenig wie Probiotika – ein Ausgleich für eine einseitige Ernährung. Abwechslungsreiches, ausgewogenes Essen ist durch nichts zu ersetzen.

Erste Hilfe im Restaurant, im Café und bei Einladungen

Als Sie die Diagnose »Laktose-Intoleranz« bekamen, stürmte wahrscheinlich eine Flut von Fragen auf Sie ein: »Wie verhalte ich mich bei einer privaten Einladung? Ich will doch die Gastgeber nicht beleidigen …«, »Wie vermeide ich Milchzucker, wenn ich essen gehe?«, »Was kann ich im Restaurant überhaupt noch bestellen?«. Zwar ist es einfacher, wenn Sie während der ersten Behandlungsphase nicht auswärts essen, aber vielleicht erlauben Ihre Lebensumstände gar keine solche Unterbrechung. Vielleicht müssen Sie aus beruflichen Gründen gelegentlich Essenseinladungen annehmen oder es steht eine große Familienfeier an.

Bleiben Sie trotzdem möglichst entspannt. Erklären Sie ganz genau, was Sie essen möchten oder was Sie gut vertragen können. Für die Restaurantküche wie für private Gastgeber ist das einfacher umsetzbar, als wenn Sie aufzählen, was in Ihrem Essen alles nicht enthalten sein darf. Wenn Sie privat eingeladen sind, informieren Sie die Gastgeber am besten gleich bei der Zusage über Ihre Intoleranz, dann können sie sich rechtzeitig darauf einstellen. Im Restaurant bestellen Sie zum Beispiel:

> Fisch, Geflügel oder Fleisch natur in Öl gebraten oder gegrillt, dazu Gemüse und Kartoffeln als Beilage
> Salat ohne Dressing und dazu Essig und Öl

Lassen Sie sich Saucen immer in einem Extraschälchen servieren. Dann können Sie selbst beurteilen, ob sie nach Sahne aussehen oder nach Butter riechen. Alternativ können Sie die Bedienung auch nach der Zubereitung der Gerichte fragen und Sie entscheiden daraufhin, was Sie essen möchten.

Wenn Sie zwei oder drei Wochen nach Behandlungsbeginn sicherer im Erkennen laktosehaltiger Speisen geworden sind, wird Ihnen auch die Auswahl im Restaurant leichter fallen.

Kurz nach der Diagnose wissen Sie noch nicht viel über Ihre Laktoseverträglichkeit. Trotzdem können Sie auch da schon Laktaseenzyme einnehmen. Wählen Sie den sicheren Weg und nehmen Sie zweimal 9000 FCC-Einheiten Laktase. Diese Menge würde auch bei geringer Laktoseverträglichkeit für 10 g Laktose reichen.

Entspannung und Massage

Hektik und Stress verstärken Magen-Darm-Beschwerden oder können sogar die Auslöser dafür sein. Damit es gar nicht so weit kommt, beugen Sie am besten durch regelmäßige Pausen und ausreichend Schlaf vor und nutzen die positive Wirkung von Entspannungstechniken und Bauchmassagen.

Vorbereitende Entspannung

Ziehen Sie sich bequeme Kleidung an oder öffnen Sie den Hosenbund, so dass nichts einengt. Starten Sie dann mit einer entspannenden Bauchatmung:
Stellen Sie sich locker hin, atmen Sie aus und legen Sie beide Hände in Nabelhöhe auf den Bauch; die Fingerspitzen sollen sich berühren. Atmen Sie jetzt durch die Nase langsam so tief in den Bauch, dass sich die Finger voneinander entfernen. Atmen Sie durch die Nase wieder aus. Der Bauch wird wieder flach und die Hände kommen in ihre Ausgangsposition zurück. Wiederholen Sie diese Atmung ruhig und gleichmäßig, bis Sie eine erste Entspannung spüren und solange Ihnen die Bauchatmung angenehm ist.

Tiefe Entspannung

Vertiefen Sie die vorbereitende Entspannung durch die Progressive Muskelrelaxation nach Edmund Jacobson. Spannen Sie dafür im Sitzen oder Liegen nacheinander verschiedene Muskelpartien – Oberarme, Po und Oberschenkel, Bauch – bewusst an, halten die Spannung kurz und lassen wieder los. Sie werden jetzt den Kontrast von Muskelanspannung und Muskelentspannung deutlich fühlen und die anschließende Entspannung intensiv wahrnehmen.
Übrigens: Der Buchhandel bietet eine Vielzahl von Büchern und CDs zu Entspannungsmethoden. Oder fragen Sie bei Ihrer Krankenkasse nach Entspannungskursen in Ihrer Nähe.

Entspannende Bauchmassage

Legen Sie sich bequem auf den Rücken und massieren Sie mit sanftem Druck: Legen Sie Ihre Hände übereinander rechts auf den Bauch, führen sie in Bauchnabelhöhe auf die linke Seite, dann nach unten und knapp oberhalb des Schambeins wieder zurück. Massieren Sie nur, solange es Ihnen angenehm ist. Atmen Sie dabei ruhig und gleichmäßig. Hatten Sie vor der Bauchmassage sehr tief entspannt, wird sich der positive Effekt auf Ihre Verdauung und Ihr Wohlbefinden verstärken.

Ausdauer und kräftige Bauchmuskeln

Bewegungsmangel beeinträchtigt die Darmfunktion. Umgekehrt hilft ein Mix aus Muskelkräftigung und Ausdauersport in Kombination mit regelmäßiger Entspannung, die Darmfunktionen zu stabilisieren. Körperliche Aktivität gehört also zur Darmpflege und trägt darüber hinaus zu Ihrem gesamten Wohlbefinden bei.

Bewegen Sie sich regelmäßig

Vor allem Ausdauersport und kräftige Bauchmuskeln unterstützen das Verdauungssystem. Bewegen Sie sich möglichst täglich 30 bis 60 Minuten. Berücksichtigen Sie dabei aber Ihre persönliche Leistungsfähigkeit. Gehen Sie spazieren, walken oder joggen, fahren Sie Rad oder schwimmen Sie. Wer sich regelmäßig bewegt, kann Belastungen besser standhalten. Aber auch akuten Ärger können Sie mithilfe von Bewegung leichter bewältigen. So wird beispielsweise das Stresshormon Adrenalin durch Muskelarbeit schneller abgebaut. Bevor Ihnen also irgendein Problem heftig auf den Magen schlägt, gehen Sie besser raus und bewegen sich an der frischen Luft. Bewegung tut auch der Seele gut!

Trainieren Sie Ihren Bauch und schonen Sie dabei Ihren Rücken

Bauchmuskeln sind wichtig für eine geregelte Verdauung. Daher lohnt es sich, die Bauchmuskeln zu kräftigen. Mit den folgenden Übungen können Sie rückenschonend trainieren. Ausgangslage: Legen Sie sich auf den Rücken, stellen Sie Ihre Beine an, so dass der untere Rücken fest auf dem Boden liegt. Die Hände legen Sie an die Schläfen.

> Für die geraden Bauchmuskeln: Heben Sie den Oberkörper langsam so weit wie möglich hoch und senken ihn wieder ab. Achtung: Ziehen Sie dabei den Kopf nicht nach vorn, sonst verspannt Ihr Nacken.
> Für die schrägen Bauchmuskeln: Heben Sie den Oberkörper aus der Ausgangslage langsam nach oben und führen abwechselnd die rechte Hand am linken Knie vorbei und entsprechend die linke Hand am rechten Knie. Die Handrücken zeigen dabei zum Knie.
> Für die unteren Bauchmuskeln: Der Oberkörper bleibt in der Ausgangslage flach auf dem Boden liegen. Spannen Sie die Bauchmuskeln an und heben Sie abwechselnd den Unterschenkel so weit vom Boden hoch, dass zwischen Oberschenkel und Unterschenkel ein 90-Grad-Winkel entsteht.

Sorgen Sie für Entspannung zwischen den einzelnen Übungen. Legen Sie sich dafür lang ausgestreckt hin und atmen Sie tief, so dass sich Ihr Bauch beim Einatmen merklich wölbt.

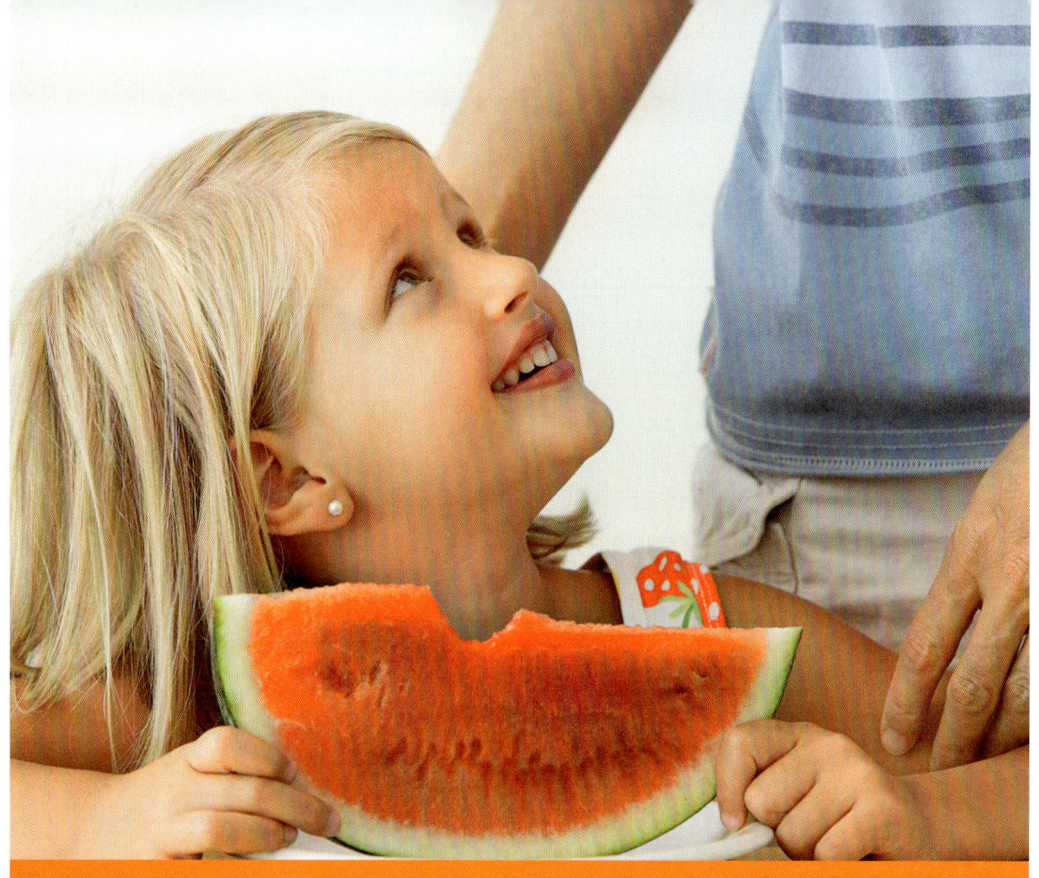

Verdacht auf weitere Störungen

Wenn Sie trotz konsequenten Verzichts auf Laktose keine Besserung Ihrer Beschwerden erreichen konnten, muss weiter nach den Ursachen gefahndet werden. Denken Sie auch an die Möglichkeit, dass eine Fruktose-Malabsorption, Zöliakie, Histamin-Intoleranz oder ein Reizdarmsyndrom für Ihr gestörtes Wohlbefinden verantwortlich sein könnte. Versuchen Sie nach und nach, weitere mögliche Ursachen auszuschalten. Das beiliegende GU-Ernährungstagbuch hilft Ihnen dabei.

Fruktose-Malabsorption

Über 80 Prozent der Menschen mit Laktose-Intoleranz sind gleichzeitig von einer Fruchtzuckerunverträglichkeit betroffen.

Fruktose-Malabsorption ist eine Unverträglichkeit, die nach dem Genuss von Fruchtzucker zu Beschwerden führt. Fruchtzucker benötigt für die Passage durch die Dünndarmwand Unterstützung in Form eines Transportproteins, dem GLUT-5. Fehlt dieses Protein, wird der Fruchtzucker vom Organismus nicht aufgenommen und im Dickdarm von Bakterien abgebaut. Dabei entstehen Wasserstoff, Kohlendioxid und organische Säuren. Diese Abbauprodukte sind für die typischen Beschwerden wie Bauchschmerzen, Blähungen und Durchfälle verantwortlich.

In den Fällen, bei denen Fruktose-Malabsorption als Folge von Laktose-Intoleranz auftritt, ist sie lediglich eine vorübergehende Beeinträchtigung. Nach Behandlung der Milchzuckerunverträglichkeit und Erholung des Dünndarms wird Fruchtzucker wieder vertragen.

Habe ich eine Fruchtzuckerunverträglichkeit?

Gehen Sie bei der Abklärung einer Fruktose-Malabsorption wie bei der Laktose-Intoleranz phasenweise vor. Verzichten Sie in der ersten Phase zwei bis vier Wochen lang auf Obst – frisch und konserviert –, Trockenfrüchte und Fruchtsäfte. Da zuckerfreie Süßigkeiten und Diätprodukte Zuckeralkohole enthalten – vor allem Fruktose und Sorbit –, sollten Sie diese Produkte ebenfalls meiden.

In der zweiten Phase können Sie nach und nach kleine Mengen Obst in Ihren Speiseplan einbauen. Empfehlenswert sind ein bis zwei Portionen Obst und drei bis vier Portionen Gemüse über den Tag verteilt. Beginnen Sie mit fruktosearmen Sorten.

Sie können die Verträglichkeit von Fruchtzucker erhöhen, indem Sie Obstsorten mit niedrigem Fruktosegehalt und hohem Glukosegehalt (Traubenzuckergehalt) auswählen. Aus der Tabelle auf Seite 74/75 ersehen Sie, wie viele Teile Glukose im Verhältnis zu einem Teil Fruktose in den Früchten enthalten ist.

Falls Sie trotz konsequenten Verzichts auf Laktose und Fruktose weiterhin Beschwerden haben, sollten Sie in jedem Fall einen Arzt und Ernährungstherapeuten aufzusuchen.

GU ERFOLGSTIPP

TRAUBENZUCKER HILFT VERDAUEN

Obst mit niedrigem Fruktose- und hohem Glukosegehalt ist gut verträglich. Machen Sie sich diese Erkenntnis zunutze und streuen Sie über fruchtzuckerreiche Speisen einfach etwas Traubenzucker (Glukose). Doch bitte in Maßen, um nicht zu viele leere Kalorien aufzunehmen.

Fruktose und Glukose in Obst

	Portion (in g)	Fruktose je Portion (in g)	Glukose je Portion (in g)	Verhältnis Fruktose : Glukose
Obst				
Ananas	150	3,66	3,20	1 : 0,87
Äpfel	150	8,61	3,05	1 : 0,35
Aprikosen	150	1,31	2,60	1 : 1,99
Bananen	150	5,10	5,33	1 : 1,04
Birnen	150	10,10	2,51	1 : 0,25
Brombeeren	150	4,67	4,44	1 : 0,95
Erdbeeren	150	3,45	3,26	1 : 0,94
Granatapfel	150	11,85	10,80	1 : 0,91
Grapefruits	150	3,15	3,57	1 : 1,13
Heidelbeeren	150	5,01	3,71	1 : 0,74
Himbeeren	150	3,08	2,69	1 : 0,87
Honigmelonen	150	1,95	0,93	1 : 0,48
Johannisbeeren, rot	150	3,74	3,02	1 : 0,81
Johannisbeeren, schwarz	150	4,79	3,60	1 : 0,75
Karambole	150	1,80	2,40	1 : 1,33
Kirschen, sauer	150	6,42	7,77	1 : 1,21
Kirschen, süß	150	9,48	10,70	1 : 1,13
Kiwis	150	6,90	6,48	1 : 0,94
Limetten	150	1,20	1,20	1 : 1,00
Litchis	150	4,80	7,50	1 : 1,56
Mandarinen	150	1,95	2,55	1 : 1,31
Mangos	150	3,90	1,28	1 : 0,33
Orangen	150	3,87	3,41	1 : 0,88
Papayas	150	5,25	5,40	1 : 0,30
Pfirsiche	150	1,85	1,55	1 : 0,84
Pflaumen	150	3,02	5,04	1 : 1,67
Passionsfrucht	150	4,22	5,46	1 : 1,30
Rhabarber	150	0,58	0,61	1 : 1,05
Stachelbeeren	150	5,00	4,53	1 : 0,91
Wassermelonen	150	5,88	3,03	1 : 0,52
Weintrauben	150	10,62	10,65	1 : 1,00
Zitronen	150	2,03	2,10	1 : 1,04
Zuckermelonen	150	1,95	2,40	1 : 1,23

GÜNSTIGE VERHÄLTNISSE
Wenn bei einem Lebensmittel das Verhältnis von Fruktose zu Glukose höher ist als 1:1 – zum Beispiel 1:1,3 –, bedeutet dies, dass der Fruchtzucker leichter aufgenommen werden kann.

	Portion (in g)	Fruktose je Portion (in g)	Glukose je Portion (in g)	Verhältnis Fruktose : Glukose
Obstkonserven				
Ananas	150	7,80	7,80	1 : 1,00
Apfelmus	150	11,25	6,30	1 : 0,56
Erdbeere	150	9,75	9,75	1 : 1,00
Heidelbeeren	150	11,10	10,80	1 : 0,97
Heidelbeeren, o. Zucker	150	3,26	2,40	1 : 0,74
Kirschen	150	7,65	10,35	1 : 1,35
Pfirsiche	150	6,00	7,05	1 : 1,18
Preiselbeeren	150	31,95	31,20	1 : 0,98
Obstsäfte				
Ananassaft	150	3,89	3,90	1 : 1,00
Apfelsaft	150	9,60	3,60	1 : 0,38
Grapefruitsaft	150	6,30	6,45	1 : 1,02
Grapefruitsaft, frisch	150	3,45	3,60	1 : 1,04
Holunderbeersaft	150	k. A.	k. A.	k. A.
Johannesbeernektar, rot	150	4,31	3,99	1 : 0,93
Johannisbeersaft, rot	150	4,31	k. A.	k. A.
Johannisbeersaft, schwarz	150	6,81	7,44	1 : 1,09
Mandarinensaft frisch	150	4,53	2,33	1 : 0,51
Orangensaft	150	3,71	3,92	1 : 1,06
Orangensaft, frisch	150	4,20	3,45	1 : 0,82
Sauerkirschsaft, frisch	150	7,95	9,75	1 : 1,23
Traubensaft	150	12,45	12,15	1 : 0,98
Zitronensaft	150	1,55	1,50	1 : 0,97
Trockenfrüchte				
Äpfel	20	5,56	1,97	1 : 0,35
Aprikose	20	0,98	1,94	1 : 1,99
Datteln	20	4,98	5,00	1 : 1,00
Feigen	20	4,70	5,14	1 : 1,09
Pfirsiche	20	1,48	1,24	1 : 0,84
Pflaumen	20	1,87	3,13	1 : 1,67
Rosinen	20	6,64	6,40	1 : 0,96

k. A. = keine Angaben vorhanden

SORBIT

Sorbit wird als Zuckerersatzstoff eingesetzt, es kommt jedoch auch von Natur aus in Obst vor. Sorbit verschlechtert die Fruktoseaufnahme. Obstsorten mit höherem Sorbitanteil, wie Äpfel, Birnen, Pfirsiche und Pflaumen, sollten Sie deshalb in der Karenzphase meiden.

Zöliakie

Zöliakie (Sprue) ist eine dauerhafte Unverträglichkeit gegenüber Gluten, dem Klebereiweiß der Brotgetreide. Bei Menschen mit genetischer Veranlagung zur Zöliakie führt die Aufnahme von Gluten zu einer Immunreaktion im Darm und in der Folge zu einer chronischen Entzündung mit Verringerung der Dünndarmoberfläche. Durch die abgeflachte Dünndarmschleimhaut kommt es zu einer Verschlechterung der Nährstoffzufuhr und zu Mangelzuständen. Zöliakie ist eine mögliche Ursache für die sekundären Formen von Laktose-Intoleranz und Fruktose-Malabsorption.

Wenn Sie Anhaltspunkte haben, dass bei Ihnen eine Zöliakie vorliegt, sollten Sie unbedingt Ihren Arzt aufsuchen, um die Verdachtsdiagnose absichern zu lassen. In keinem Fall ist es ratsam, durch Weglassen glutenhaltiger Lebensmittel und Selbstbeobachtung eine Krankheitsbestimmung vorzunehmen. Ist die Diagnose Zöliakie gestellt, ist der lebenslange vollständige Verzicht auf Gluten zwingend notwendig, um Folgen wie Nährstoffmangel oder Unverträglichkeiten durch Enzymmangel zu vermeiden.

Von Natur aus glutenfrei sind Hirse, Mais, Reis, Teff (eine Hirseart), Amaranth, Buchweizen und Quinoa. Im Handel sind eine Vielzahl glutenfreier Spezialmehle und Brote erhältlich. Sie erkennen diese an einer durchgestrichenen Ähre oder dem Aufdruck »glutenfrei«.

ZUSÄTZE MIT HISTAMIN
Seien Sie vorsichtig bei folgenden Zusatzstoffen, sie können Histamin freisetzen: Sulfite von E 221 bis 228, Farbstoffe von E 100 bis 104, 120, 123, 127 sowie Geschmacksverstärker Glutaminsäure und Glutamate von E 620 bis 625.

Histamin-Intoleranz

Histamin-Intoleranz ist wie Laktose-Intoleranz ein Enzymdefekt, der unter anderem Verdauungsstörungen verursachen kann. Er entsteht durch ein Ungleichgewicht zwischen Histamin und den histaminabbauenden Enzymen. Histamin ist ein Gewebshormon und Neurotransmitter mit verschiedenen Aufgaben: Unter anderem erweitert es die Blutgefäße, steigert die Darmperistaltik und stimuliert die Salzsäureproduktion im Magen. Steigt der Histamingehalt durch Aufnahme histaminhaltiger Lebensmittel oder durch vermehrte Histaminfreisetzung, treten unangenehme Symptome auf wie Quaddelbildung, Fließschnupfen, Kopfschmerzen und Migräne, aber auch Übelkeit, Magenkrämpfe und Durchfall.

Hohe Histamingehalte sind in gereiften Lebensmitteln zu finden, wie rohem Schinken oder älteren Käsesorten. Außerdem gibt es einige Lebensmittel, die Histamin im Körper freisetzen, wie Erdbeeren, exotische Früchte, Tomaten, Nüsse, Schweinefleisch, Meeresfrüchte, Schokolade und alkoholische Getränke.

Ein Ernährungstagebuch (siehe beiliegender GU-Folder) hilft Ihnen dabei, Histamin als Ursache Ihrer Verdauungsbeschwerden auszuschließen beziehungsweise zu erkennen.

Reizdarmsyndrom

Einem Reizdarm liegt die gestörte Reizübertragung zur Darmmuskulatur zugrunde, bei der der Botenstoff Serotonin eine wichtige Rolle spielt. Das überempfindliche Verdauungssystem und die gesteigerte Schmerzwahrnehmung der normalen Verdauungsvorgänge sind eine funktionelle Störung, das heißt, der Magen-Darm-Trakt ist nicht krankhaft verändert.

Viele Beschwerden des Reizdarms ähneln denen der Laktose-Intoleranz: Blähungen, Bauchschmerzen, Bauchkrämpfe und Missempfindungen. Allerdings bessern sich die Beschwerden nach dem Stuhlgang. Typisch für den Reizdarm sind auch Stuhlunregelmäßigkeiten – Durchfall und Verstopfung können ebenso vorkommen, wie der Wechsel zwischen Durchfall und Verstopfung. Auch die sich ständig ändernde Stuhlzusammensetzung ist kennzeichnend. Charakteristisch ist zudem, dass sich die Beschwerden tagsüber steigern können, während der Nacht jedoch selten auftreten.

Die Diagnose Reizdarmsyndrom gilt als gesichert, wenn die Symptome innerhalb eines Jahres während insgesamt drei Monaten auftreten und andere mögliche Ursachen der Beschwerden ausgeschlossen sind, wie chronisch entzündliche Darmerkrankungen (zum Beispiel Morbus Crohn), Laktose-Intoleranz, Fruktose-Malabsorption und Zöliakie. Auch hier hilft ein Ernährungstagebuch (siehe beiliegender GU-Folder) bei der Diagnose.

Ein Reizdarmsyndrom ist zwar unangenehm und mit Einschränkungen verbunden, sonst aber ohne weitere Folgen. Das heißt, Menschen mit einem Reizdarm haben weder ein erhöhtes Darmkrebs-Risiko noch ist ihre Lebenserwartung eingeschränkt.

GU ERFOLGSTIPP

DAS BAUCHGEHIRN

Psychischer Stress kann Magen- und Darmerkrankungen auslösen. Das ist nicht weiter verwunderlich, denn das enterale Nervensystem (ENS), auch »Gehirn im Darm« oder »Bauchgehirn« genannt, durchzieht den gesamten Verdauungstrakt und enthält so viele Nervenzellen wie das Rückenmark. Gehen Sie deshalb den Stressfaktoren in Ihrem Leben auf den Grund und versuchen Sie sie abzustellen – Ihr Bauch wird es Ihnen danken!

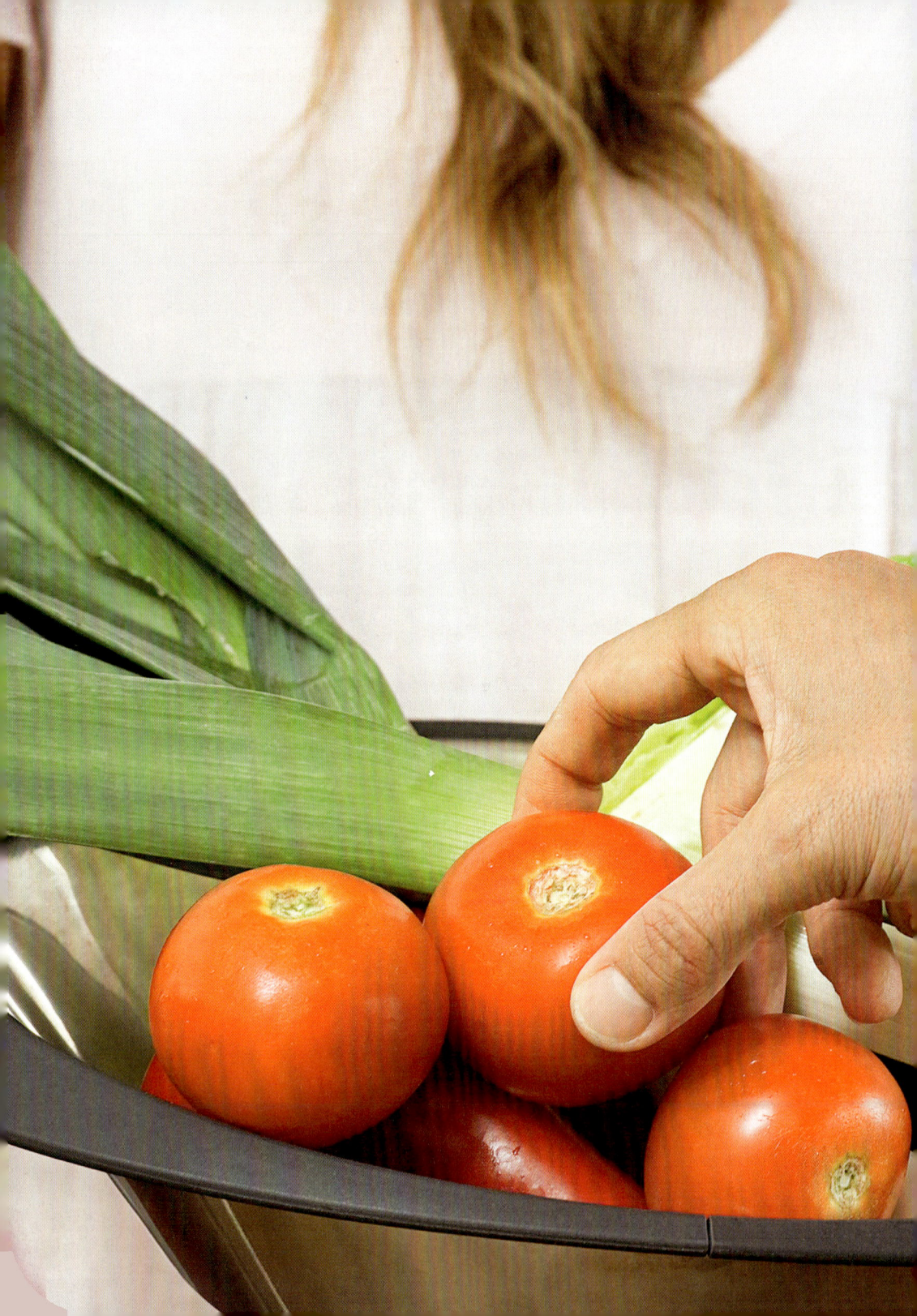

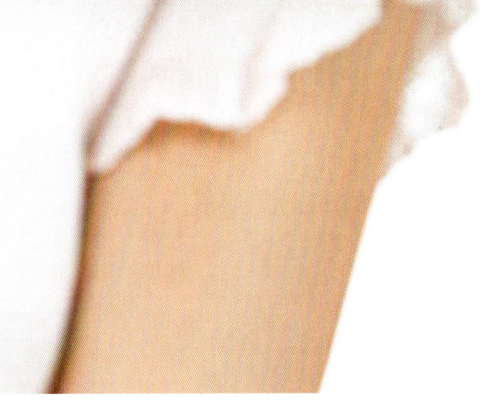

MILCHZUCKERFREIE REZEPTE

Beherzigen Sie ein paar Grundsätze bei der Auswahl
Ihrer Lebensmittel und Sie werden feststellen, dass
eine laktosefreie Ernährung richtig gut schmeckt.

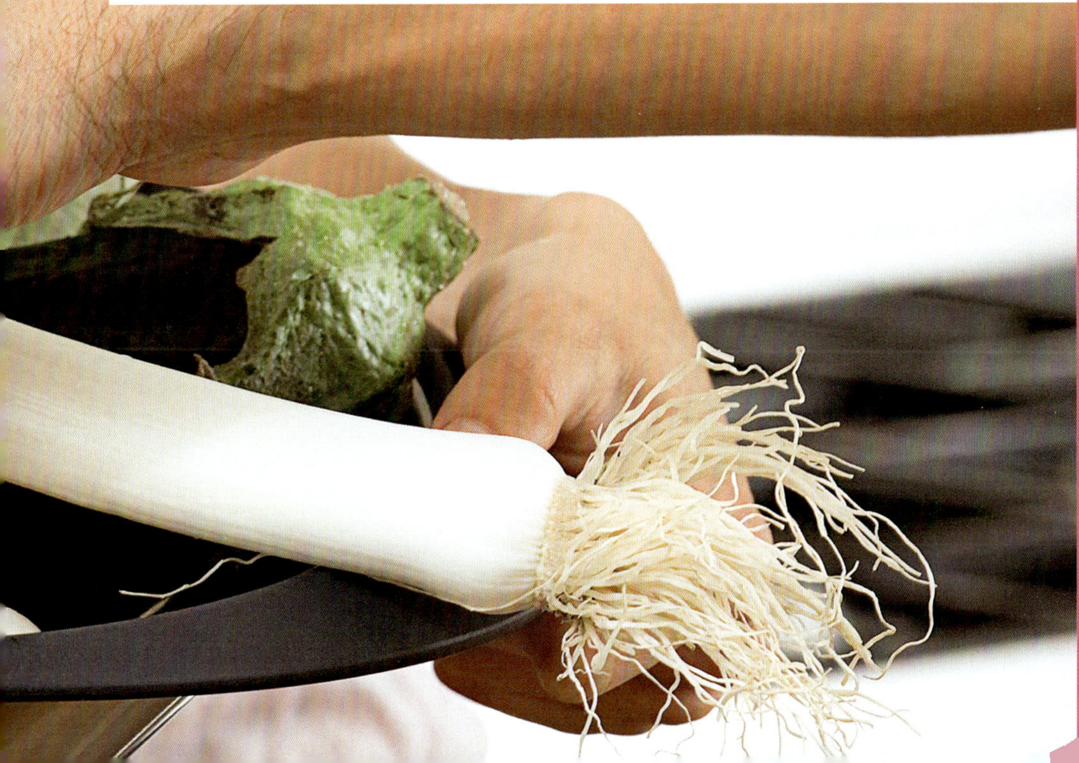

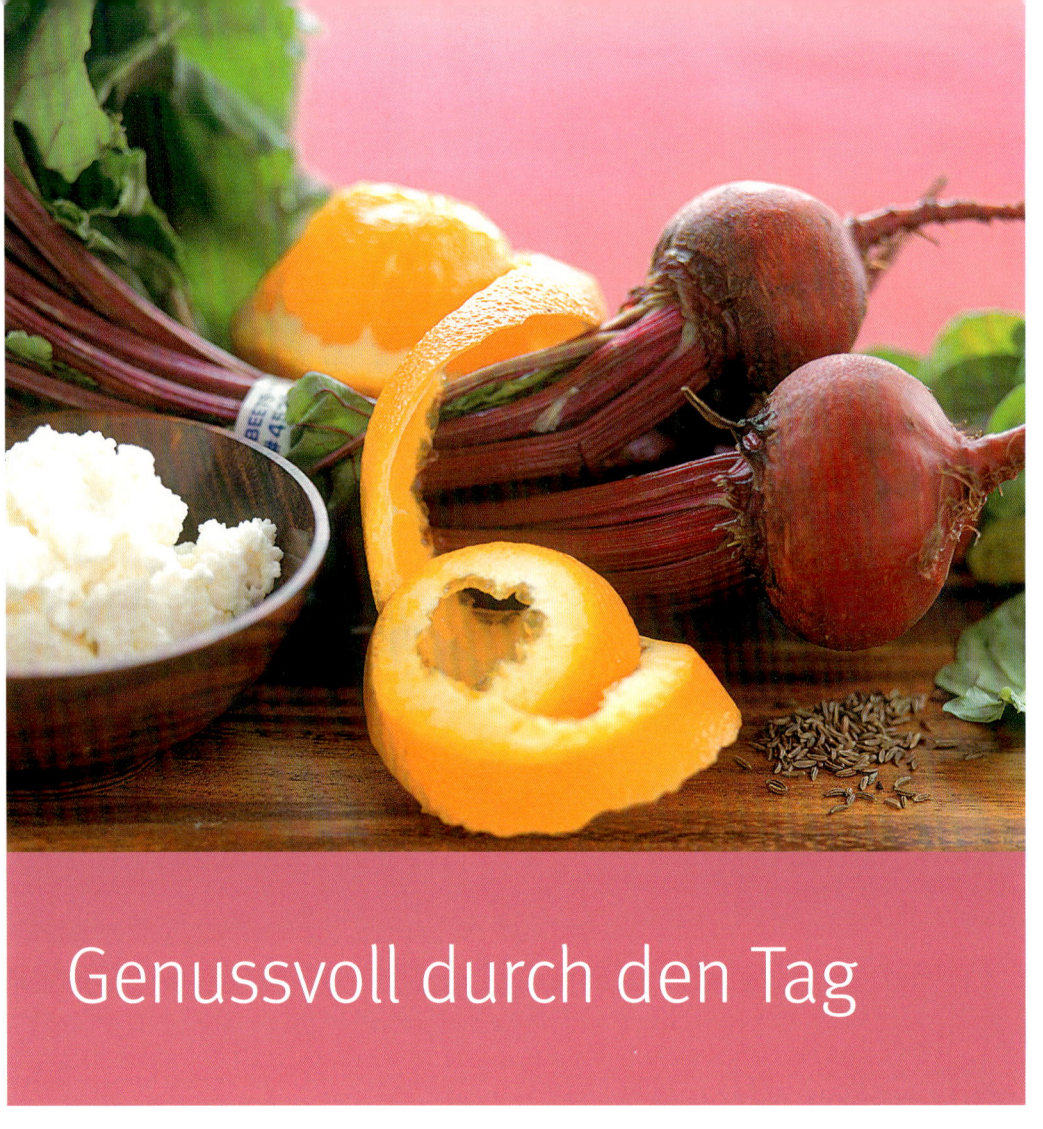

Genussvoll durch den Tag

Begleiten Sie Ihre Tagesaktivitäten mit abwechslungsreichen, leckeren Mahlzeiten – das ist auch bei Laktose-Intoleranz ohne Genussabstriche möglich, wie die Rezepte ab Seite 86 zeigen. Essen Sie möglichst dreimal täglich: morgens, mittags und abends. Wenn Sie mögen oder sich körperlich viel betätigen, sollten Sie zusätzlich ein bis zwei Zwischenmahlzeiten einplanen – so verhindern Sie Heißhungerattacken. Sie machen schließlich keine Diät, sondern meiden lediglich laktosereiche Lebensmittel – Alternativen gibt es genug!

Wohlfühlen beim Essen

Für die Verträglichkeit eines Essens ist es wichtig, dass die Rahmenbedingungen stimmen. Wenn Ihnen allein der Gedanke an die Essensausgabe in der Kantine schon Magendrücken bereitet, dann ist das ein sicheres Zeichen dafür, dass hier etwas nicht stimmt. Überlegen Sie dringend Alternativen für Ihre Essenspausen. Suchen Sie sich ein kleines Lokal in der Nähe, in dem Sie gelegentlich essen können, oder bringen Sie sich von zu Hause ein Sandwich, einen Salat oder eine Suppe mit.

Essen Sie in Ruhe und versuchen Sie, für eine halbe Stunde die Gedanken an die anstehenden Arbeiten zu verbannen. Und planen Sie noch ein paar Minuten frische Luft ein. Es muss nicht unbedingt ein Spaziergang durch den Park sein, auch eine kleine Runde um den Block tut der Verdauung gut und macht den Kopf frei.

Frühstück

Für einen guten Start in einen aktiven Tag ist das Frühstück unverzichtbar. Es liefert Energie für die erste Etappe und gibt gleichzeitig noch die Möglichkeit einer kurzen Besinnung zwischen Nachtruhe und Tagesaktivitäten. Ein hektisches Frühstück im Stehen bekommt schon echten »Rossnaturen« nicht gut, empfindliche Menschen leiden dabei doppelt. Beherzigen Sie ein paar einfache Tipps und Sie sind in einer optimalen Ausgangsposition für den Tag:

> Decken Sie den Frühstückstisch schon am Abend.
> Stellen Sie den Wecker 15 Minuten früher.
> Lassen Sie frische Luft in Ihren Frühstücksraum.
> Essen Sie in Ruhe und unbedingt im Sitzen.
> Nehmen Sie nur kleine Bissen in den Mund und kauen Sie gründlich und genüsslich.

Mittag- und Abendessen

Ob Sie Ihre warme Hauptmahlzeit mittags oder abends einnehmen, entscheiden Sie ganz nach Ihren persönlichen Bedürfnissen. Und wenn es Tage gibt, an denen Sie zweimal warm oder zweimal kalt essen – kein Problem. Nicht die Temperatur des Essens, sondern die Lebensmittelauswahl, die Zubereitung und Zusammenstellung sind entscheidend. Da das Mittagessen jedoch oft mit einer größeren Pause verbunden ist, kann es sehr gut die warme Mahlzeit sein, wenn das zu Ihrer persönlichen Planung passt. Abends ist es vor allem wichtig, dass das Essen nicht belastet und damit einem erholsamen Schlaf nicht im Weg steht. Die letzte Mahlzeit des Tages sollte leicht verdaulich sein, nicht blähen und nicht schwer im Magen liegen (siehe auch Seite 63).

Zwischenmahlzeiten

Den kleinen Hunger zwischendurch stillen Sie am besten mit einem Stück Obst, einem laktosefreien Naturjoghurt mit ein paar Obststückchen oder einem Knäckebrot beziehungsweise Brot mit laktosefreiem Frischkäse und Gurke, Tomate oder einem Klecks Marmelade. Wenn Sie körperlich arbeiten oder viel Sport treiben, empfiehlt sich eine größere Zwischenmahlzeit in Form eines Sandwichs mit laktosefreier Butter und Käse oder Rinderschinken oder laktosefreiem Brotaufstrich. Vielleicht gönnen Sie sich auch ab und zu ein Dessert oder ein Stück selbst gebackenen Kuchen.

Gezielte Lebensmittelauswahl

Wie viel Laktose Ihre Mahlzeiten enthalten, können Sie dann ganz sicher wissen, wenn Sie Ihre Mahlzeiten selbst zubereiten. Doch das ist nicht immer möglich und auch nicht unbedingt nötig. Mit dem Wissen über die Inhaltsstoffe der verschiedenen Nahrungsmittel, das Sie sich im vorigen Kapitel angeeignet haben, können Sie auch in der Kantine, im Restaurant oder im Supermarkt eine gezielte Auswahl treffen. Eines sollten Sie aber unbedingt beherzigen: Meiden Sie Fertiggerichte – ihr Laktoseanteil ist unkalkulierbar.

Ausgewogene Hauptmahlzeiten

Die drei Hauptmahlzeiten – Frühstück, Mittagessen und Abendessen – sollen lecker sein, nicht belasten und gleichzeitig dafür sorgen, die Leistungsfähigkeit den ganzen Tag über auf einem hohen Niveau zu halten. Außerdem stellen sie die optimale Versorgung des Körpers mit lebenswichtigen Nährstoffen sicher.

Das gelingt am besten, wenn diese großen Mahlzeiten so häufig wie möglich aus vier verschiedenen Komponenten (siehe unten) bestehen: Die Basis bilden Gemüse, Salate, Rohkost und Obst. Getreideprodukte oder Kartoffeln sind die zweite Komponente und als dritte kommen tierische Lebensmittel dazu. Sie können dabei zwischen laktosefreien Milchprodukten, Fleisch, Fisch und Eiern wählen. Die vierte Komponente sollten Lebensmittel aus der Ölgruppe sein. Wählen Sie zwischen hochwertigem Öl, laktosefreier Margarine, Nüssen und Samen. Wenn Sie die einzelnen Bestandteile zusätzlich abwechslungsreich auswählen, sind Sie durch den Vier-Komponenten-Mix optimal mit Nährstoffen versorgt.

Gemüse und Obst für die Vitamin- und Mineralstoffversorgung
> 200 bis 300 g Gemüse, Blattsalate, Rohkost und Kräuter und
> 150 g Obst oder ersatzweise Tiefkühlware

Stärkehaltige Lebensmittel als sättigende Grundlage
> 3 bis 4 Kartoffeln oder
> 60 bis 100 g Getreide und Getreideprodukte (Reis, Nudeln, Flocken, Bulgur usw.) oder
> 1–2 Scheiben Vollkornbrot

Eiweißhaltige Lebensmittel zur ergänzenden Nährstoffversorgung
> 40 bis 50 g laktosefreier Käse zum Überbacken, über die Nudeln und als Brotbelag oder
> 1 kleiner Becher laktosefreier Joghurt für Saucen beziehungsweise als Dessert oder
> 1 Glas laktosefreie Milch beziehungsweise Buttermilch oder
> 100 bis 150 g frischer Fisch (ersatzweise Tiefkühlware) oder
> 100 bis 150 g frisches Fleisch, Schinken, Braten (vom Rind, Kalb, Lamm, Geflügel, Kaninchen oder Wild)

Öle, Nüsse und Samen für lebenswichtige Fettsäuren und Vitamine
> 1 bis 2 EL Öl zum Dünsten und Braten oder laktosefreie Margarine aufs Brot oder
> 15 bis 30 g Nüsse oder Samen

GU ERFOLGSTIPP

WAS STECKT IM BROT?

Die Zeiten, als Brot aus Mehl, Triebmittel, Salz und Wasser bestand, sind vorbei. Viele Brote enthalten heute Laktose – damit die Kruste schön bräunt. Achten Sie auf die Zutatenlisten. Bei verpackten Broten ist sie natürlich aufgedruckt, doch auch bei Bäckerbroten können Sie die Inhaltsstoffe erfahren. Fragen Sie einfach danach, man wird Sie gerne informieren.

Der laktosearme Start

Die folgenden Lebensmittel können Sie als Basis für die laktose-arme Startphase verwenden. Schon bald werden Sie merken, dass sich Ihre Beschwerden deutlich bessern und Sie können den Laktoseanteil langsam steigern, um Ihre individuell verträgliche Laktosemenge herauszufinden. Gut verträgliche Lebensmittel sind mit »+« gekennzeichnet und Lebensmittel, die Sie in der Startphase besser weglassen sollten, mit »–«. So sehen Sie auf einen Blick, was Sie bedenkenlos verwenden können und was Sie in den ersten Wochen meiden sollten. In der Aufstellung ist auch berücksichtigt, dass viele Menschen mit Laktose-Intoleranz zumindest vorübergehend auch auf Fruchtzucker empfindlich reagieren.

Getränke
+ stilles Mineralwasser, Leitungswasser, Kräutertees ohne Aromastoffe, Kaffee, grüner und schwarzer Tee (nicht aromatisiert)
– alle übrigen Getränke, auch alkoholische Getränke

Gemüse
+ alle leicht verdaulichen, nicht blähenden Gemüse
– schwer verdauliche Gemüse wie Kohl, Lauch und Hülsenfrüchte; inulinhaltige Gemüse wie Chicorée, Pastinaken, Spargel, Schwarzwurzeln, Zwiebeln (siehe Seite 36); Tiefkühlgemüse und Konserven mit weiteren Zutaten wie Rahmgemüse oder Pfannengemüse

Obst
– jegliches Obst, auch Trockenobst, Fruchtsaft

Getreide
+ alle Getreide und Getreideprodukte wie Grieß, Flocken, Mehl, Stärkemehle, Bulgur, Couscous; auch alle getreideähnlichen Nahrungsmittel wie Amaranth, Buchweizen, Quinoa; alle milchfreien Back- und Teigwaren
– alle milchhaltigen Backwaren; Müslimischungen mit Milch- oder Joghurtpulver oder Schokolade

TIPP

Kohl, Lauch und Hülsenfrüchte werden zu Beginn der laktosearmen Ernährung oft nicht vertragen, weil der Darm noch gereizt ist. Da sie jedoch ausgesprochen lecker und gesund sind, sollte Sie nach der Erholungsphase unbedingt ausprobieren, ob Sie sie jetzt wieder vertragen.

Kartoffeln

+ Kartoffeln und alle mit laktosefreier Milch oder laktosefreien Milchprodukten selbst hergestellten Kartoffelprodukte wie Bratkartoffeln, Kartoffelgnocchi, Kartoffelknödel, Kartoffelpüree
– alle Kartoffelfertigprodukte und Kartoffelhalbfertigprodukte wie Knödel- und Püreepulver

Milch und Milchprodukte

+ laktosefreie Milch, laktosefreie Milchprodukte ohne Fruchtzusatz wie laktosefreier Naturjoghurt sowie laktosefreie Frischkäse, Käse und Schmelzkäse; natürlich laktosefreie Käse
– laktosehaltige Milch und Milchprodukte

Tierische Lebensmittel

+ Fleisch (außer Schweinefleisch), Geflügel, Fisch, Meeresfrüchte (außer bei hoher Empfindlichkeit), Eier
– Würste, Wurstwaren (besonders fettreduzierte Sorten)

Hülsenfrüchte

– alle Hülsenfrüchte

Fette, Öle, Nüsse, Samen

+ laktosefreie Butter, laktosefreie Margarine und Pflanzencremes, Öle, Oliven, Nüsse, Mandeln, Samen und Kerne
– alle übrigen Fette und Fettprodukte wie Butter, Margarine, Mayonnaise, Salatcreme und Ähnliches

Süßigkeiten

+ Zucker und Selbstgebackenes
– Süßwaren und gekaufte Kuchen, besonders Diätprodukte

Gewürze

+ alle reinen Gewürze (außer es sind Unverträglichkeiten bekannt)
– Gewürzmischungen

TIPP

Schweinefleisch führt bei empfindlichen Menschen oft zu Unverträglichkeiten. Meiden Sie es deshalb in der Startphase Ihrer laktosearmen Ernährung.

Frühstück

Basis-Müsli

Für 1 Portion 2 TL Mandelblättchen oder Sonnenblumenkerne |
3 große EL laktosefreier Naturjoghurt oder 1 Tasse laktosefreie
Milch | 2 gehäufte EL Getreideflocken | 1 TL Honig (nach Belieben)

1 Die Mandelblättchen oder Sonnenblumenkerne in einer Pfanne
ohne Fett goldbraun rösten.
2 Alle Zutaten mischen, kurz quellen lassen und genießen.

TIPP: Rösten Sie gleich Ihren ganzen Wochenbedarf an Mandelblättchen oder Sonnenblumenkernen auf Vorrat.

Amaranth-Himbeer-Müsli

Für 1 Portion 2 TL Mandelstifte | 1 gehäufter EL gepuffter Amaranth |
1 EL kernige Haferflocken | 3 gehäufte EL laktosefreier Naturjoghurt |
50 g Himbeeren

1 Die Mandelstifte in einer Pfanne ohne Fett goldbraun rösten.
2 Den Amaranth und die Haferflocken mit dem Joghurt vermischen
und kurz quellen lassen.
3 Die Himbeeren mit den Mandelblättchen unter das Müsli heben.

Ob kerniges Basis-Müsli
(rechts) oder fruchtiges
Amaranth-Müsli: Ein Müsli ist
der perfekte Start in den Tag.

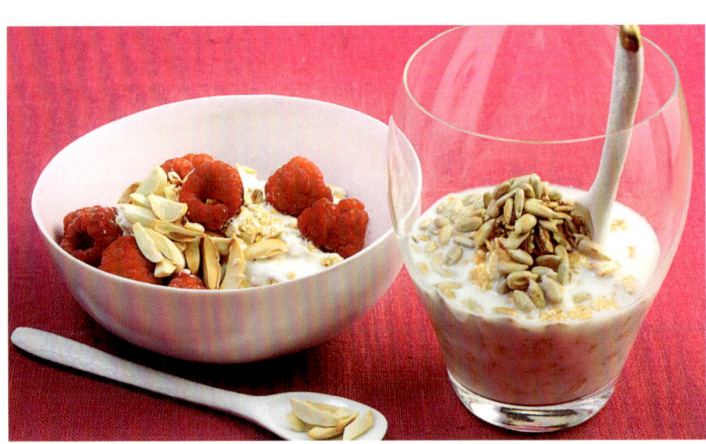

Sechskorn-Müsli

Für 1 Portion 1 getrocknete Aprikose | 30 g grob geschrotete Sechskorn-Getreidemischung (Roggen, Weizen, Hafer, Buchweizen, Gerste, Hirse) | 1 TL Mandelblättchen | 3 gehäufte EL laktosefreier Naturjoghurt | 1 kleiner Apfel | einige rote Beeren (z. B. Johannisbeeren)

1 Am Vorabend die Aprikose in kleine Stücke schneiden und zusammen mit dem Getreide und etwas Wasser zu einem dicken Brei verrühren. Die Mischung zugedeckt im Kühlschrank über Nacht quellen lassen.
2 Am Morgen die Mandelblättchen und den Joghurt unter den Getreidebrei heben. Den Apfel waschen, vierteln, Kerngehäuse entfernen, die Viertel auf das Müsli reiben und sofort untermischen. Das Müsli mit Beeren garnieren.

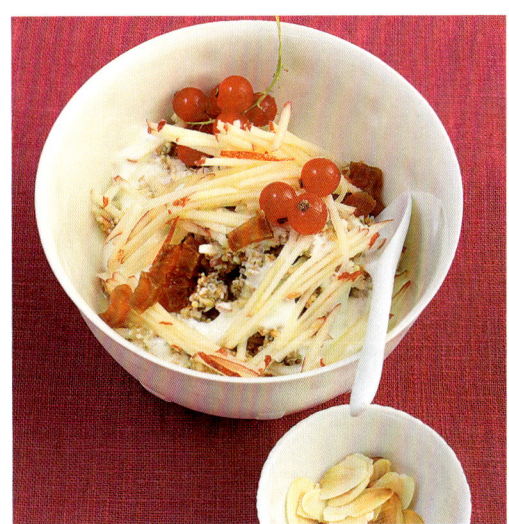

Das Beste aus dem Getreidefeld: Frühstücks-Power mit Sechskorn-Müsli.

Bircher Müsli

Für 1 Portion 1 EL Vollkornhaferflocken | 1 EL laktosefreie Sahne oder Joghurt | 1 großer Apfel | 1 EL gemahlene Mandeln

1 Die Haferflocken mit 2 EL Wasser mischen und die Sahne unterrühren. Kurz quellen lassen.
2 Den Apfel waschen, vierteln, das Kerngehäuse entfernen, die Viertel auf die Haferflockenmischung reiben und sofort unterrühren. Zum Schluss die Mandeln untermischen.

Süße Frühstücksbrote

Für 1 Portion 1–2 Scheiben Vollkornbrot | 1 TL laktosefreie Butter, Margarine oder laktosefreier Frischkäse | etwas Honig, Agavendicksaft oder Zuckerrübensirup | 1–2 TL laktosefreie Schokocreme (aus dem Reformhaus oder Bioladen)

Die Hälfte des Brots mit Butter bestreichen und etwas Honig darüberträufeln. Das restliche Brot mit Schokocreme bestreichen.

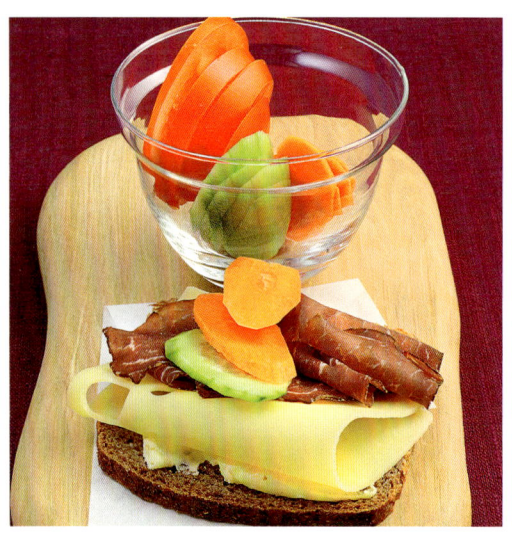

Herzhafte Frühstücksbrote

Für 1 Portion 1–2 Scheiben Vollkornbrot | 1 TL laktosefreie Butter, Margarine oder laktosefreier Frischkäse | 25 g laktosefreier Käse | 25 g laktosefreier Lamm- oder Rinderschinken, Roastbeef, Geflügelbratenaufschnitt | 100 g Gemüsescheiben (z. B. Gurken, Tomaten, Möhren)

1 Die Hälfte des Vollkornbrots dünn mit Butter, Margarine oder Frischkäse bestreichen und den Käse darauflegen.
2 Das restliche Brot mit Schinken belegen.
3 Die Gemüsescheiben auf den Broten verteilen oder dazu knabbern.

Auch als zweites Frühstück ideal: Vollkornbrot mit Schinken, Käse und knackigen Gemüsescheiben.

Käse-Gurken-Sandwich

Für 1 Portion 2 dünne Scheiben Vollkornbrot | 2 EL laktosefreier Frischkäse | 4 Scheiben Salatgurke | 1 Scheibe laktosefreier Käse

1 Die Brote mit dem Frischkäse bestreichen.
2 Eine Brotscheibe mit den Gurkenscheiben belegen, den Käse und die zweite Brotscheibe darauflegen. Das Sandwich nach Belieben halbieren.

Perfektes Rührei

Für 1 Portion 1–2 Eier | 1–2 EL Wasser oder laktosefreie Sahne oder Milch | 1 TL laktosefreie Butter | Salz | Pfeffer aus der Mühle | 1 TL fein geschnittene Kräuter (z. B. Schnittlauch oder Basilikum)

1 Die Eier in eine Schüssel schlagen und pro Ei 1 EL Wasser, Sahne oder Milch hinzufügen. Sanft verquirlen, bis Eiweiß und Eigelb gerade vermischt sind.
2 Die Butter in einer Pfanne zerlassen und die Eier darin bei schwacher Hitze cremig stocken lassen, dabei vorsichtig rühren.
3 Das Rührei auf einen Teller geben, mit Salz und Pfeffer würzen und die Kräuter darüberstreuen.

Zwischendurch

Selbst gemachter Ayran

Für 1 Portion 125 g laktosefreier Naturjoghurt | 125 ml kaltes Mineralwasser (mit oder ohne Kohlensäure) | Salz

Den Joghurt mit Mineralwasser in eine Schüssel geben, mit dem Schneebesen schaumig rühren und leicht salzen. In ein Glas gießen.

Beeren-Mandel-Joghurt

Für 1 Portion 1 EL Mandelstifte | 150 g laktosefreier Naturjoghurt | 100 g Beeren (frisch bzw. tiefgekühlt und aufgetaut; z. B. Himbeeren) | 1 TL rote Marmelade

1 Die Mandeln in einer Pfanne ohne Fett goldbraun rösten und grob hacken.
2 Den Joghurt in ein breites Glas oder ein Schälchen füllen. Die Beeren mit der Marmelade mischen, auf den Joghurt geben und mit den Mandeln bestreuen.

VARIANTE: Sehr fein schmeckt der Joghurt auch mit gerösteten Mandelblättchen oder Pinienkernen. Und statt mit Marmelade können Sie die Beeren mit flüssigem Honig oder mit Ahornsirup süßen.

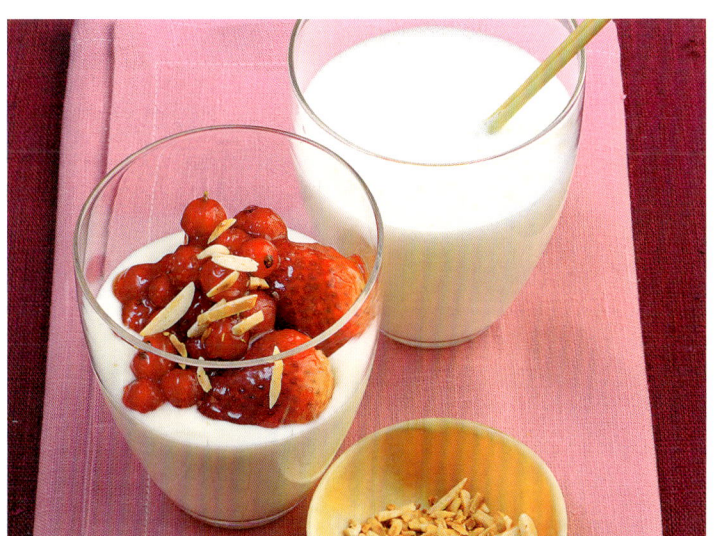

Zweimal Joghurt: erfrischend und flüssig als Ayran oder fruchtig mit Biss als Beeren-Mandel-Joghurt.

Erdbeer-Shake

Für 1 Portion 75 g Erdbeeren | 50 g laktosefreier Naturjoghurt |
125 ml kalte laktosefreie Milch

1 Die Erdbeeren waschen, putzen und samt Joghurt mit dem Stabmixer pürieren.
2 Die Milch mit einem Milchaufschäumer schaumig schlagen, mit
dem Erdbeer-Joghurt-Püree mischen und in ein Glas füllen.

VARIANTE: Probieren Sie den Shake auch mal mit anderen Früchten,
zum Beispiel mit Himbeeren oder Mango.

Power-Drink

Für 1 Portion 1 Banane | 1 TL kaltgepresstes Rapsöl | 75 g lakto-
sefreier Naturjoghurt | 50 ml Möhrensaft | 100 ml Orangensaft
(Direktsaft)

1 Die Banane schälen, in grobe Stücke schneiden und samt Öl und
Joghurt mit dem Stabmixer pürieren.
2 Die Säfte dazugeben und untermixen. Den Power-Drink in ein
Glas füllen.

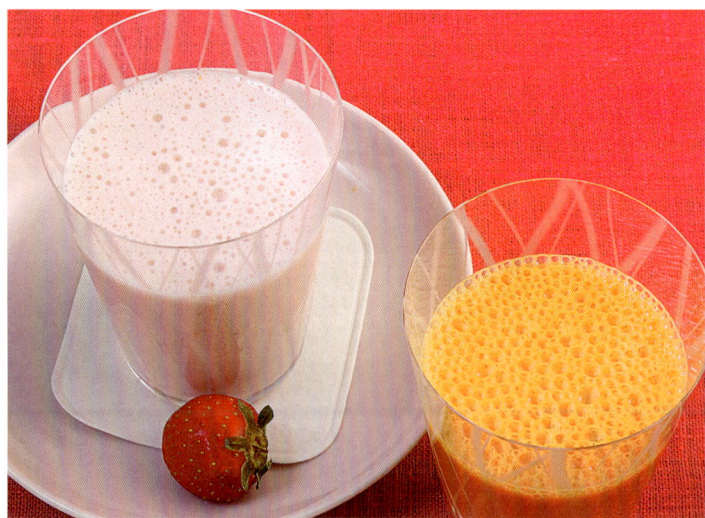

Power zum Trinken: rosa mit
Erdbeeren oder sonnengelb
mit Banane und Orangensaft.

Warme Gerichte

Paprikacremesuppe mit Kerbel

Für 4 Portionen 4 Schalotten | 1 Knoblauchzehe | 8 rote Paprika-
schoten | 1 EL Olivenöl | 2 TL Paprikapulver (edelsüß) | 4 EL To-
matenmark | 600 ml Gemüsebrühe | 150 ml laktosefreie Sahne |
Salz | Pfeffer aus der Mühle | ½–1 TL Chiliflocken | etwas Zitro-
nensaft | Kerbelblättchen

1 Die Schalotten und den Knoblauch schälen und in feine Würfel
schneiden. Die Paprika waschen, halbieren, entkernen und in Streifen schneiden.
2 Das Olivenöl in einem Topf erhitzen, die Schalotten und den
Knoblauch darin goldgelb dünsten. Die Paprikastreifen dazugeben
und 5 Minuten dünsten. Mit Paprikapulver bestreuen, kurz mitdünsten und das Tomatenmark unterrühren. Die Gemüsebrühe angie-
ßen und 15 Minuten zugedeckt köcheln lassen.
3 Die Paprika mit dem Stabmixer pürieren, aufkochen und die
Sahne unterrühren. Die Suppe mit Salz, Pfeffer, Chiliflocken und Zitronensaft würzen, auf Teller verteilen und mit Kerbel garnieren.

Spaghetti mit frischem Basilikum-Pesto

Für 4 Portionen 30 g Pinienkerne | 30 g Parmesan | 1 Bund Basi-
likum | 100–200 ml bestes Olivenöl | grobes Salz (Meersalz oder
Fleur de Sel) | Pfeffer aus der Mühle | 400 g Spaghetti | 1 Stück
Parmesan zum Reiben

1 Die Pinienkerne in einer Pfanne ohne Fett goldbraun rösten. Den
Parmesan fein reiben. Das Basilikum waschen, trocken schütteln
und die Blätter in breite Streifen schneiden.
2 Die Pinienkerne mit Basilikum und Parmesan im Mörser zerrei-
ben. Dabei so viel Öl zugeben, bis eine glatte Masse entsteht. Mit
Salz und Pfeffer würzen und durchziehen lassen.
3 Die Spaghetti in reichlich kochendem Salzwasser bissfest garen,
in ein Sieb abgießen und auf vorgewärmte tiefe Teller verteilen. Das
Pesto daraufgeben und sofort mit Parmesan servieren.

TIPP
Wenn Sie die Paprika vor
dem Pürieren häuten, sind
sie leichter verdaulich
(siehe Rezept »Marinierte
Paprika«, Seite 115).

Pappardelle mit Pesto rosso

Für 4 Portionen 100 g getrocknete Tomaten (in Öl) | 1 Bund Basilikum | 1 Knoblauchzehe | 1 frische rote Chilischote oder Chiliflocken | 2 EL Pinienkerne oder geschälte Mandeln | 50 g Parmesan | 100–200 ml Olivenöl | Salz | Pfeffer aus der Mühle | etwas Aceto Balsamico | 400 g Pappardelle | 1 Stück Parmesan zum Reiben

1 Die Tomaten abtropfen lassen und grob schneiden.

2 Das Basilikum waschen, trocken schütteln und die Blätter trocken tupfen. Den Knoblauch schälen, halbieren und in kleine Würfel schneiden. Die Chilischote putzen, waschen, entkernen und in kleine Würfel schneiden.

3 Die Pinienkerne in einer Pfanne ohne Fett goldbraun rösten. Den Parmesan fein reiben.

4 Die Tomaten mit allen vorbereiteten Zutaten und 100 ml Olivenöl im Küchenmixer oder mit dem Stabmixer pürieren. So viel Öl dazugeben, bis eine glatte Masse entsteht. Mit Salz, Pfeffer und ein paar Tropfen Essig (Aceto Balsamico) abschmecken.

5 Die Pappardelle in reichlich kochendem Salzwasser bissfest garen. In ein Sieb abgießen und abtropfen lassen. Die Nudeln auf tiefe Teller verteilen, das Pesto daraufgeben und den Parmesan bei Tisch frisch darüberreiben.

Penne rigate mit feiner Tomatensauce

Für 4 Portionen 700 g reife Tomaten | 1 große Zwiebel | 1 Knoblauchzehe | 1 EL Olivenöl | Salz | Paprikapulver | Pfeffer aus der Mühle | 400 g Penne rigate | fein geschnittene Kräuter (z. B. Basilikum, Petersilie, Thymian) | 1 Stück Parmesan zum Reiben

1 Die Tomaten kreuzweise einschneiden und in kochendes Wasser tauchen. Abschrecken, häuten, halbieren und die Stielansätze entfernen. Die Tomaten in kleine Würfel schneiden.

2 Die Zwiebel schälen und in kleine Würfel schneiden. Den Knoblauch schälen, halbieren und in feine Scheiben schneiden. Die Zwiebeln im Öl goldgelb andünsten, den Knoblauch dazugeben und kurz mitdünsten.

TIPP

Im Winter können Sie die Sauce auch mit Tomaten aus der Dose zubereiten.

3 Die Tomaten hinzufügen und die Sauce zugedeckt bei schwacher Hitze 15 Minuten köcheln lassen. Dann kräftig mit Salz, Paprika und Pfeffer würzen und 5 Minuten durchziehen lassen.

4 In der Zwischenzeit die Penne in reichlich kochendem Salzwasser bissfest garen. In ein Sieb abgießen und auf vorgewärmte tiefe Teller verteilen. Die Sauce mit den Kräutern mischen und auf den Penne anrichten. Sofort servieren und bei Tisch etwas Parmesan frisch darüberreiben.

Penne mit Oliven-Kapern-Ragout

Für 4 Portionen 140 g grüne Kräuter-Oliven (ohne Stein) | 90 g Kapern | 1 Knoblauchzehe | 4 EL Olivenöl | 1 kleine Dose (400 g) Tomaten | Salz | Pfeffer aus der Mühle | 400 g Penne rigate | 1 Stück Parmesan zum Reiben

1 Die Oliven und Kapern abtropfen lassen und sehr fein hacken. Den Knoblauch schälen, halbieren und in feine Würfel schneiden.

2 Das Öl in einer großen Pfanne erhitzen und den Knoblauch darin andünsten, die Oliven und Kapern dazugeben und mitdünsten. Die Tomaten dazugeben, etwas zerdrücken und 15 Minuten köcheln lassen. Mit Salz und Pfeffer würzen.

3 Die Penne in reichlich kochendem Salzwasser bissfest garen. In ein Sieb abgießen und auf vorgewärmte Teller verteilen. Die Sauce darauf anrichten und sofort servieren. Den Parmesan bei Tisch frisch darüberreiben.

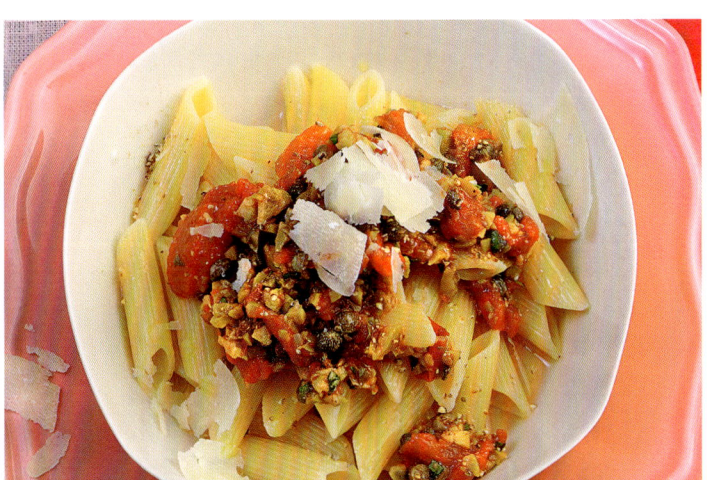

Damit können Sie auch Überraschungsgäste verwöhnen: Das Oliven-Kapern-Ragout ist im Nu fertig.

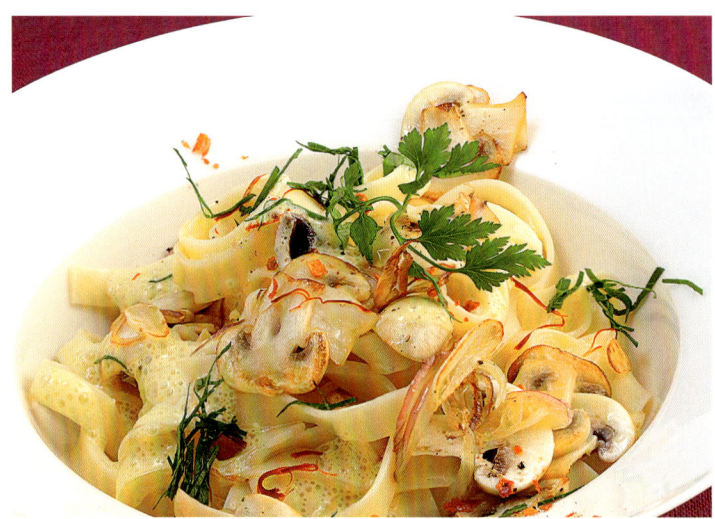

Seinen intensiven Duft und leicht süß-bitteren Geschmack verdankt dieses schnelle Nudelgericht edlem Safran.

Tagliatelle mit Champignon-Safran-Sauce

Für 4 Portionen 2 Schalotten | 1 Knoblauchzehe | 250 g Champignons | 1 Bund glatte Petersilie | 1 Döschen Safranfäden (0,1 g) | 500 g Tagliatelle | Salz | 2 EL Olivenöl | 125 ml Gemüsebrühe | etwa 8 EL laktosefreie Sahne | Pfeffer aus der Mühle | Chiliflocken | Zucker

1 Die Schalotten und den Knoblauch schälen, halbieren und in feine Scheiben schneiden. Die Pilze putzen, trocken abreiben und in Scheiben schneiden. Die Petersilie waschen, trocken schütteln und die Blätter in feine Streifen schneiden. Die Safranfäden in wenig heißem Wasser einweichen.
2 Die Tagliatelle in reichlich kochendem Salzwasser bissfest kochen.
3 Das Öl in einer großen Pfanne erhitzen, die Schalotten und die Champignons darin andünsten. Zum Schluss den Knoblauch hinzufügen und kurz mitdünsten.
4 Die Pilze mit dem Safranwasser und der Gemüsebrühe ablöschen, bei mittlerer Hitze etwas einköcheln lassen. Dann die Hälfte der Petersilie untermischen, die Sahne dazugeben und kurz durchkochen lassen. Die Sauce mit Salz, Pfeffer, Chiliflocken und 1 Prise Zucker abschmecken.

5 Die Tagliatelle in ein Sieb abgießen und abtropfen lassen. Mit der Pilzsauce mischen, auf Teller verteilen und mit der restlichen Petersilie bestreut servieren.

TIPP: Safran bringt nicht nur Farbe in die Gerichte, sondern auch ein ganz feines, unvergleichliches Aroma.

Tortiglioni-Brokkoli-Pfanne

Für 4 Portionen 400 g Brokkoli | 1 große rote Zwiebel | 1 Knoblauchzehe | 1–2 Chilischoten | ½ Bund Petersilie | 50 g Bresaola (ital. Rinderschinken; in Scheiben) | 4 Sardellenfilets | 400 g Tortiglioni | Salz | 8 El Olivenöl

1 Den Brokkoli putzen, waschen und in kleine Röschen teilen. Die Zwiebel und den Knoblauch schälen, halbieren und in feine Scheiben schneiden. Die Chilischoten waschen, putzen, entkernen und in feine Ringe schneiden. Die Petersilie waschen, trocken schütteln und die Blätter fein schneiden.
2 Den Bresaola und die Sardellenfilets ebenfalls in feine Streifen schneiden.
3 Die Tortiglioni in reichlich kochendem Salzwasser bissfest garen. Nach etwa 5 Minuten die Brokkoliröschen dazugeben und mitgaren.
4 In der großen Pfanne das Öl erhitzen und nacheinander Zwiebel, Knoblauch, Chili und Bresaolastreifen anbraten. Zum Schluss die Sardellen dazugeben und mit erhitzen.
5 Die bissfest gegarten Nudeln mit dem Brokkoli in ein Sieb abgießen und dabei etwas Kochwasser auffangen.
6 Die Tortiglioni mit Brokkoli, Petersilie und etwas Kochwasser in die Pfanne geben und alles gut vermischen. In der Pfanne servieren.

TIPP: Wer keine Sardellenfilets mag, lässt sie einfach weg und nimmt dafür mehr Schinken.

Würzig und farbenfroh:
Tortiglioni-Brokkoli-Pfanne.

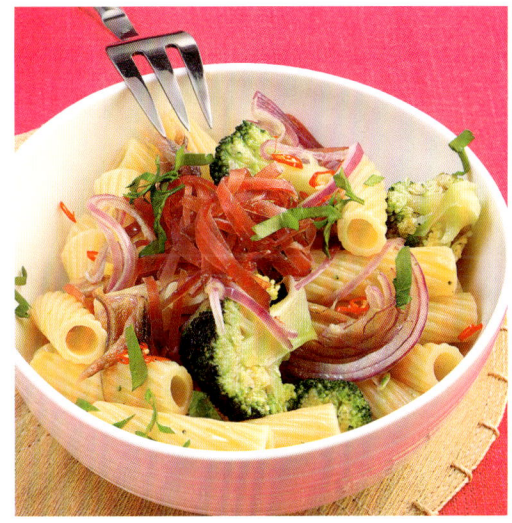

Rigatoni mit Gemüse und Kokosmilch

Für 4 Portionen 2 kleine Zucchini | 1 rote Zwiebel | 2 Möhren |
125 g Champignons | 125 g Zuckerschoten | Koriandersamen |
2 EL Öl | 100 g Erbsen (frisch oder tiefgekühlt) | 125 ml Weißwein
(ersatzweise Gemüsebrühe) | 4 TL Honig | 1 TL Kurkuma | Salz |
Pfeffer aus der Mühle | 100 ml Kokosmilch | 400 g Rigatoni

1 Die Zucchini waschen, putzen und in Scheiben schneiden. Die
Zwiebel schälen, vierteln und in Ringe schneiden. Die Möhren schälen und in Scheiben schneiden. Die Champignons trocken abreiben
und in Scheiben schneiden. Die Zuckerschoten waschen, putzen
und schräg halbieren. Die Koriandersamen im Mörser zerstoßen.
2 Das Öl in einer großen Pfanne erhitzen und die Zwiebeln darin
andünsten. Nach und nach Möhren, Zuckerschoten und Erbsen dazugeben und mit andünsten. Zum Schluss die Zucchini und die
Champignons dazugeben und mitdünsten.
3 Mit Wein oder Brühe ablöschen, mit Honig, Koriander, Kurkuma,
Salz und Pfeffer abschmecken und die Kokosmilch untermischen.
4 Die Rigatoni in reichlich kochendem Salzwasser bissfest garen. In
ein Sieb abgießen, abtropfen lassen und auf vorgewärmte Teller
verteilen. Das Gemüse darauf anrichten.

VARIANTE: Dieses Gericht können Sie auch mit Reis anstelle von
Nudeln zubereiten.

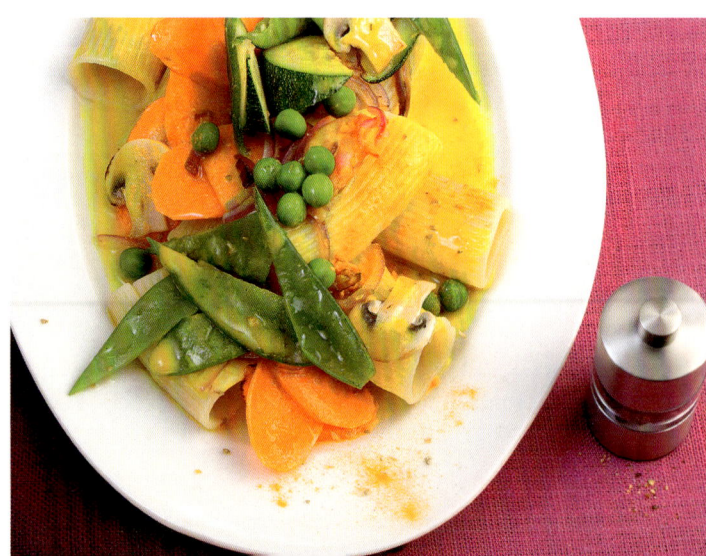

Ein milder Hauch von Kokos
gibt den Rigatoni eine unwiderstehliche exotische Note.

Gemüse-Risotto

Für 4 Portionen 8 große Champignons | 2 Schalotten | 2 große Möhren | 2 EL Olivenöl | 400 g Risottoreis (z. B. Arborio oder Carnaroli) | ½ Glas Weißwein (ersatzweise Gemüsebrühe) | etwa 1 l heiße Gemüsebrühe | ½ Bund Petersilie | Salz | Pfeffer aus der Mühle | 1 Stück Parmesan zum Reiben

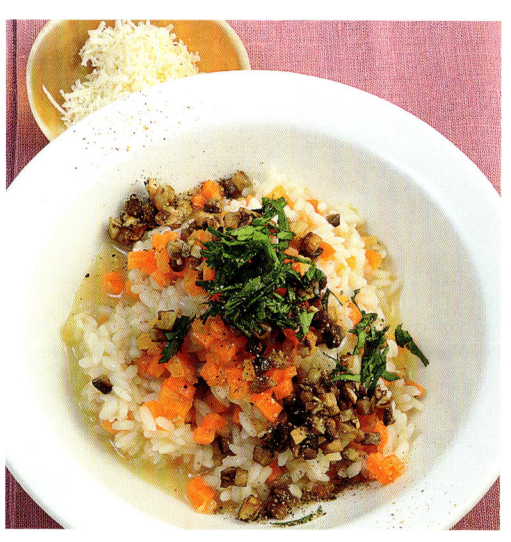

1 Die Champignons putzen und trocken abreiben. Die Schalotten und die Möhren schälen. Alle Gemüse in sehr kleine Würfel schneiden.

2 Das Olivenöl in einem Topf erhitzen und die Gemüsewürfel einige Minuten darin goldgelb andünsten. Den Reis dazugeben und einige Minuten mitrösten. Mit Weißwein oder Gemüsebrühe ablöschen und einkochen lassen.

3 Wenn die Flüssigkeit verdampft ist, so viel heiße Gemüsebrühe aufgießen, bis der Reis vollständig bedeckt ist. Die Flüssigkeit unter gelegentlichem Rühren einkochen lassen. Dann wieder mit heißer Gemüsebrühe aufgießen und einkochen lassen. Diesen Vorgang so oft wiederholen, bis der Reis gar ist, im Kern aber noch Biss hat. Das dauert je nach Reissorte 18 bis 20 Minuten.

4 In der Zwischenzeit die Petersilie waschen, trocken schütteln und die Blätter sehr fein schneiden.

5 Den Risotto mit Salz und Pfeffer würzen und die Petersilie unterrühren. Sofort in tiefe Teller verteilen, servieren und bei Tisch Parmesan darüberreiben.

Von diesem sämigen Gemüse-Risotto sind auch Kinder sofort begeistert.

TIPP: Wenn etwas Risotto übrig bleibt, können Sie diesen, wie in Sizilien üblich, zu Arancini di riso (Kleine Reis-Orangen) verarbeiten. Dazu formen Sie aus dem kalten Risotto mit den Händen kleine Reiskugeln, die Sie nach Belieben mit einem kleinen Stück laktosearmem Schnittkäse oder mit etwas Gorgonzola füllen. Anschließend wälzen Sie die Kugeln in Paniermehl und braten sie in heißem Fett. Die goldgelben Arancini di riso noch warm als Vorspeise servieren.

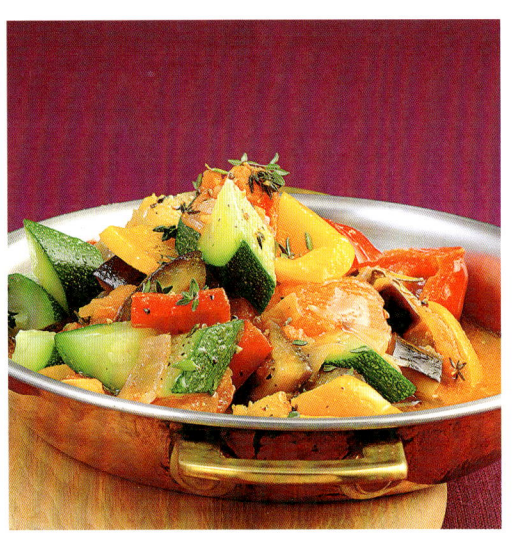

Ratatouille wird nie lang-
weilig: Kochen Sie es je nach
Jahreszeit immer wieder mit
anderen Gemüsen.

Ratatouille

Für 4 Portionen 6 große Tomaten | 4 Schalot-
ten | je 1 rote und gelbe Paprikaschote |
1 kleine Aubergine | 4 kleine Zucchini |
1 Knoblauchzehe | 3–4 EL Olivenöl | 3 Thy-
mianzweige | 1 Lorbeerblatt | Salz | Pfeffer
aus der Mühle | Brot oder 1 kg gegarte Kartoffeln

1 Die Tomaten kreuzweise einritzen, in heißes
Wasser tauchen, abschrecken, häuten und vierteln oder achteln.
2 Die Schalotten schälen, vierteln und in ½ cm
breite Stücke schneiden. Die Paprikaschoten,
die Aubergine und die Zucchini waschen und
putzen. Die Paprika vierteln und in mundge-
rechte Stücke schneiden. Die Aubergine längs vierteln und mit den
Zucchini ebenfalls in mundgerechte Stücke schneiden. Den Knoblauch schälen und halbieren.
3 Das Olivenöl in einem großen Topf erhitzen. Den Knoblauch
darin goldgelb braten und herausnehmen. Die Paprika, Auberginen
und Zucchini portionsweise in dem aromatisierten Öl anbraten.
Zum Schluss alle Gemüse wieder in den Topf geben und die Tomaten hinzufügen.
4 Den Thymian waschen, trocken schütteln und mit dem Lorbeerblatt zum Gemüse geben. Mit Salz und Pfeffer würzen und den
Eintopf bei schwacher Hitze zugedeckt etwa 30 bis 40 Minuten
schmoren lassen.
5 Den Thymian und das Lorbeerblatt entfernen, das Ratatouille abschmecken und mit Brot oder Kartoffeln servieren.

Fischfilet mit lauwarmem Bohnen-Kartoffel-Salat

Für 4 Portionen 1 kg kleine festkochende Kartoffeln | Salz |
2 Schalotten | 4 EL Rapsöl | ¼ l Gemüsebrühe | 1 TL Dijonsenf |
1 EL weißer Aceto Balsamico | Pfeffer aus der Mühle | 500 g
grüne Bohnen | ½ Bund glatte Petersilie | 400–600 g Fischfilet |
Mehl zum Bestäuben | 2 EL laktosefreie Butter | 2 EL Olivenöl

1 Die Kartoffeln gründlich waschen und in Salzwasser 20 bis 30 Minuten gar kochen.

2 Die Schalotten schälen, in sehr kleine Würfel schneiden und in einer Pfanne in 1 EL Rapsöl glasig dünsten. Mit Gemüsebrühe ablöschen und den Senf, den Essig und das restliche Rapsöl mit dem Schneebesen unterrühren. Das Dressing warm halten.

3 Die Kartoffeln abgießen, etwas ausdampfen lassen, noch heiß pellen und in Scheiben schneiden. Das heiße Salatdressing über die Kartoffeln gießen. Mit Salz und Pfeffer würzen und den Salat etwa 1 Stunde bei Zimmertemperatur ziehen lassen.

4 In der Zwischenzeit die Bohnen waschen, putzen und schräg in mundgerechte Stücke schneiden. Die Bohnen in schwach gesalzenem Wasser leicht bissfest garen. Dann in ein Sieb abgießen und mit eiskaltem Wasser abschrecken.

5 Die Petersilie waschen, trocken schütteln und die Blätter in feine Streifen schneiden. Zusammen mit den Bohnen unter den Salat heben und mit Salz und Pfeffer abschmecken.

6 Die Fischfilets kalt abspülen, mit Küchenpapier trocken tupfen und mit Salz und Pfeffer würzen. Die Filets dünn mit Mehl bestäuben, das überschüssige Mehl wieder abklopfen. Die Butter mit dem Olivenöl in einer beschichteten Pfanne erhitzen und die Fischfilets darin bei mittlerer Hitze goldbraun braten. Vorsichtig wenden und auf der anderen Seite ebenfalls braten.

7 Die Fischfilets mit dem Bohnen-Kartoffel-Salat auf vorgewärmten Tellern anrichten und sofort servieren.

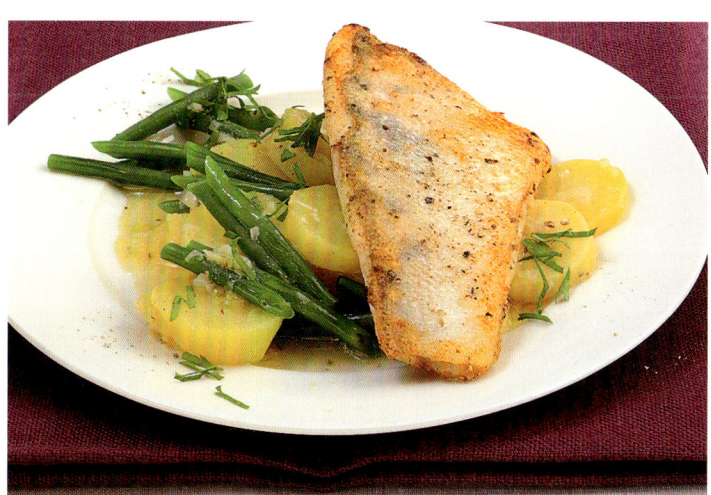

Perfekte Harmonie: knusprig gebratenes Fischfilet und lauwarmer Kartoffelsalat.

Kartoffel-Spinat-Gratin mit Lachs

Für 4 Portionen 800 g Blattspinat | Salz | Pfeffer aus der Mühle | 1 kg festkochende Kartoffeln | 4 Schalotten | 1 EL Olivenöl | Paprikapulver | 4 Lachsfilets à 100 g | 2 TL Instant-Bio-Gemüsebrühe | 200 ml laktosefreie Sahne

1 Den Blattspinat auftauen lassen, anschließend mit Salz und Pfeffer würzen. Den Backofen auf 200 °C vorheizen. Die Kartoffeln schälen, waschen und in dünne Scheiben schneiden.
2 Die Schalotten schälen, ebenfalls in dünne Scheiben schneiden und in wenig Olivenöl andünsten. Die Kartoffelscheiben mit den Schalotten mischen und mit Salz, Pfeffer und Paprikapulver würzen.
3 Die Lachsfilets kalt abspülen und trocken tupfen. Die Brühe in wenig heißem Wasser auflösen und mit der Sahne verrühren.
4 Eine Auflaufform mit dem restlichen Olivenöl einfetten. Zuerst die Kartoffel-Schalotten-Mischung, dann den Blattspinat und zum Schluss die Lachsfilets hineingeben. Die Sahne darübergießen und das Gratin im Ofen 50 bis 60 Minuten garen.

VARIANTE: Sie können für das Gratin natürlich auch frischen Spinat verwenden. Dafür den Spinat verlesen, waschen und tropfnass in einen Topf geben. Zugedeckt erhitzen und zwischendurch umrühren, bis der Spinat zusammengefallen ist.

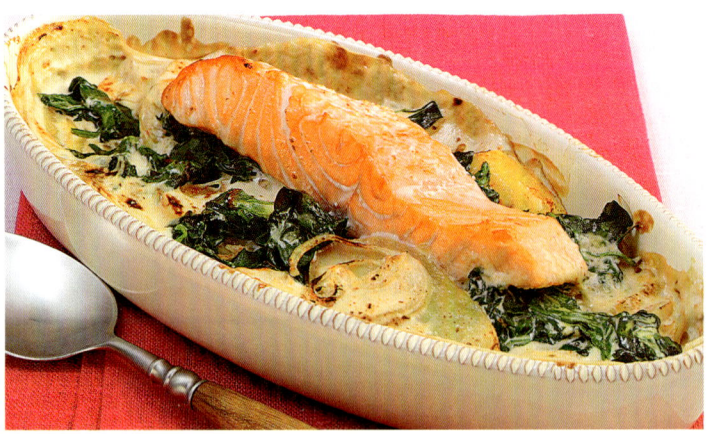

Rosa Lachs, grüner Spinat und goldgelbe Kartoffeln sind auch optisch ein Hochgenuss.

Grüner Spargel mit Ofenkartoffeln und Bresaola

Für 4 Portionen 1 kg Kartoffeln | 4 EL Olivenöl | Salz | Pfeffer aus der Mühle | 1–1 ½ kg grüner Spargel | Zucker | 4 EL laktosefreie Butter | 8 hauchdünne Scheiben Bresaola oder anderer Rinderschinken (z. B. Bündner Fleisch) | 1 Stück Parmesan zum Reiben

1 Den Backofen auf 225 °C vorheizen. Die Kartoffeln schälen, waschen, längs halbieren und in einer Schüssel mit 1 EL Olivenöl, Salz und Pfeffer mischen. Die Kartoffelhälften auf ein mit Backpapier ausgelegtes Blech geben und im Backofen (Mitte) 20 bis 30 Minuten backen.
2 Den Spargel waschen, die Enden abschneiden und das untere Drittel der Stangen schälen.
3 Etwa 10 Minuten, bevor die Kartoffeln gar sind (Messerprobe), die Spargelstangen zusammen mit 1 Prise Zucker in kochendes Salzwasser geben und zugedeckt bissfest garen.
4 In der Zwischenzeit das restliche Olivenöl mit der Butter erhitzen und mit Salz und Pfeffer würzen. 4 EL Spargelkochwasser dazugeben und alles zu einer Emulsion aufschlagen.
5 Die Kartoffeln mit den Spargelstangen und dem Bresaola auf vorgewärmten Tellern anrichten und mit der Olivenölbutter servieren. Bei Tisch Parmesan darüberreiben.

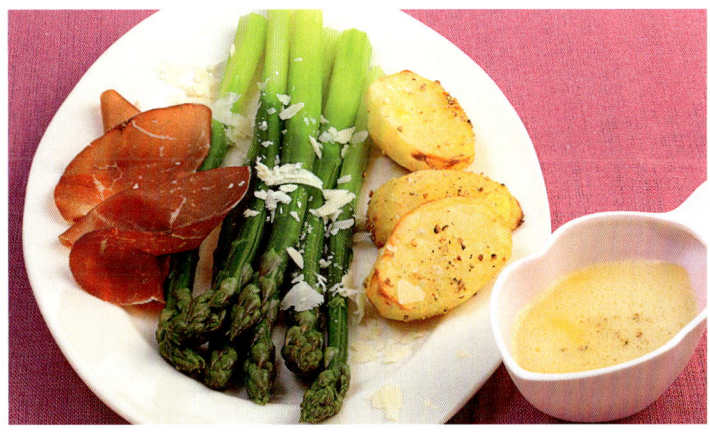

Probieren Sie dieses köstliche Gericht auch mal mit weißem, geschältem Spargel.

Reis mit Hähnchen und Cashewkernen

Für 4 Portionen 400 g Basmatireis | 400 g Hähnchenfilets |
1 Stück Ingwer | 1 Chilischote | 4 Schalotten | 4 Tomaten |
8 Kardamomsamen | 8 schwarze Pfefferkörner | 4 Nelken |
2 Lorbeerblätter | 4 EL Erdnussöl | 1 TL Kurkuma | 40 g unge-
salzene Cashewkerne | Salz | 100 ml Kokosmilch

1 Den Basmatireis 30 Minuten in kaltem Wasser einweichen. Dann
in ein Sieb abgießen, kalt abbrausen und abtropfen lassen.
2 In der Zwischenzeit die Hähnchenfilets kalt abspülen, trocken
tupfen und in Stücke schneiden. Den Ingwer schälen und in kleine
Würfel schneiden. Die Chilischote waschen, putzen, entkernen und
in kleine Würfel schneiden. Die Schalotten schälen, halbieren und
in feine Scheiben schneiden. Die Tomaten kreuzweise einschneiden, in kochendes Wasser tauchen, kalt abschrecken, häuten, halbieren und entkernen. Das Fruchtfleisch in kleine Würfel schneiden.
3 Die Kardamomsamen mit dem Pfeffer im Mörser zerstoßen. Die
Nelken und Lorbeerblätter in einen Einweg-Teebeutel geben.
4 Das Öl in einer großen Pfanne erhitzen, Chili, Ingwer, Schalotten,
Kardamom, Pfeffer und Kurkuma zugeben und andünsten. Das
Hähnchenfleisch hinzufügen und auf beiden Seiten braten. Die Ca-
shewkerne dazugeben und mitdünsten. Den
Reis und die Tomaten hinzufügen, mit ¾ l kochendem Wasser auffüllen und salzen. Die Lorbeerblätter und Nelken mit der Kokosmilch dazugeben. Alles aufkochen lassen und zugedeckt
bei schwacher Hitze 15 bis 20 Minuten garen.
5 Die Lorbeerblätter und Nelken entfernen. Die
Reispfanne mit Salz und Pfeffer abschmecken.

TIPP: Gewürze gibt es naürlich auch gemahlen,
aber es lohnt sich, sie unzerkleinert zu kaufen
und erst bei Bedarf frisch im Mörser zu zerstoßen. Ihr Aroma ist dann weitaus intensiver, und
außerdem können Sie ganze Gewürze auch länger aufbewahren.

Verführerischer Duft:
Basmatireis wird mit Hähnchenfleisch und einer Vielfalt
von Asia-Gewürzen gegart.

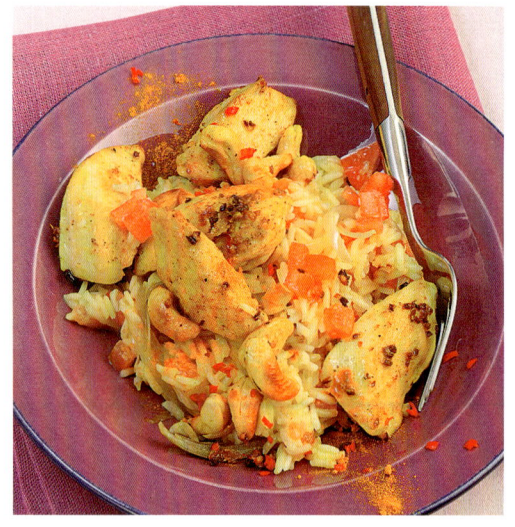

Asiatisches Gewürzhähnchen mit frittiertem Basilikum

Für 4 Portionen je 1 TL Koriandersamen, Kreuzkümmel, bunte Pfefferkörner | 1 Stück Ingwer | 4 Hähnchenbrustfilets (à 150 g) | 8 EL Olivenöl | 400 g Basmatireis | Salz | 125 ml Gemüsebrühe | 3 EL Sojasauce (ohne Glutamat) | 4–6 EL Kokosmilch oder laktosefreie Sahne | 1 großes Bund Basilikum | Erdnussöl zum Frittieren

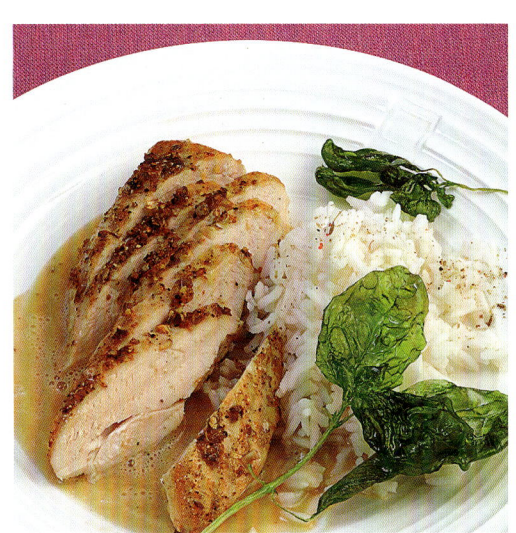

1 Den Koriander, den Kreuzkümmel und den Pfeffer in den Mörser geben und zerstoßen. Den Ingwer schälen und in feine Würfel schneiden.

2 Die Hähnchenbrustfilets kalt abspülen, mit Küchenpapier trocken tupfen und in einer Schüssel mit den Gewürzen und dem Olivenöl vermischen. Einige Stunden oder, noch besser, über Nacht im Kühlschrank marinieren.

3 Den Basmatireis mit einer Tasse abmessen und mit der 1½-fachen Menge Wasser und 1 gehäuften TL Salz zum Kochen bringen. Zugedeckt bei schwacher Hitze gar ziehen lassen.

4 In der Zwischenzeit das Hähnchenfleisch aus der Marinade nehmen und in einer heißen Pfanne rundherum braten. Aus der Pfanne nehmen und zugedeckt warm stellen.

5 Den Bratsatz mit der Brühe ablöschen, etwas einkochen lassen und die Sojasauce mit der Kokosmilch unterrühren.

6 Das Basilikum waschen, trocken schütteln, die Blätter abzupfen und zusätzlich trocken tupfen. Das Erdnussöl erhitzen und die Basilikumblätter darin frittieren. Herausheben und auf Küchenpapier abtropfen lassen.

7 Die Hähnchenfilets schräg in Scheiben schneiden, mit den frittierten Basilikumblättern und dem Reis auf Tellern anrichten. Mit der Bratsauce beträufeln.

VARIANTE: Anstelle von Basilikum eignet sich auch Petersilie sehr gut zum Frittieren.

Das Hähnchenfleisch schmeckt nach dem ausgiebigen Bad in einer würzigen Marinade wunderbar zart und exotisch.

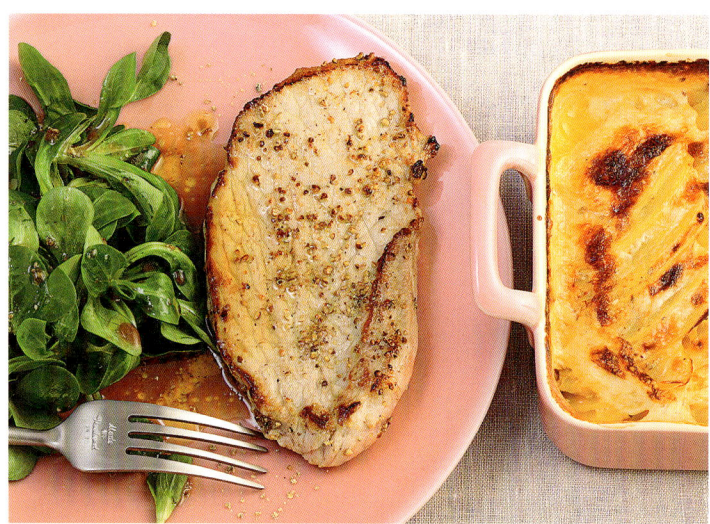

Für Gäste: Zarte Kalbs-
schnitzel werden von wür-
zigem Kartoffelgratin und
frischem Feldsalat begleitet.

Kalbsschnitzel mit Kartoffelgratin und Feldsalat

Für 4 Portionen 3 EL Olivenöl | 1 kg Kartoffeln | 50 g geriebener
Emmentaler | 200 ml laktosefreie Sahne | 8 EL Gemüsebrühe |
Salz | Pfeffer aus der Mühle | 250 g Feldsalat | 2 EL Walnussöl |
1 EL Aceto Balsamico | 1 TL Honig | 1 TL Senf | 4 Kalbsschnitzel
(aus der Oberschale)

1 Eine ofenfeste Form mit 1 EL Olivenöl ausstreichen. Den Backofen auf 200 °C vorheizen. Die Kartoffeln schälen, in dünne Scheiben schneiden und dachziegelartig in die Form schichten. Den Em-
mentaler darüber verteilen.

2 Die Sahne und die Brühe mischen, mit Salz und Pfeffer würzen
und über die Kartoffeln gießen. Das Gratin im Ofen 30 bis 40 Minuten goldbraun backen.

3 In der Zwischenzeit den Feldsalat waschen, putzen und trocken
schleudern. Für die Vinaigrette Öl, Essig (Aceto Balsamico), Honig
und Senf verquirlen und mit Salz und Pfeffer würzen.

4 Das Gratin aus dem Ofen nehmen und 10 Minuten zugedeckt
ruhen lassen. Das restliche Olivenöl in einer Pfanne erhitzen und
die Kalbsschnitzel darin bei mittlerer Hitze von beiden Seiten je
3 bis 4 Minuten braten. Mit Salz und Pfeffer würzen.

5 Die Salatblätter in eine Schüssel geben und mit der Vinaigrette mischen. Die Kalbsschnitzel auf vorgewärmte Teller verteilen und mit dem Gratin und dem Salat servieren.

Spaghetti al ragù

Für 4 Portionen 1 Zwiebel | 1 große Möhre | 1 Selleriestange | 1 EL Olivenöl | 1 Knoblauchzehe | 300–400 g Rinderhackfleisch | 800 g Tomaten (aus der Dose) | 400 g Spaghetti | Salz | Paprikapulver | Pfeffer aus der Mühle | 2 EL fein gehackte Kräuter (z. B. Basilikum oder Petersilie) | 1 Stück Parmesan oder Pecorino zum Reiben

1 Die Zwiebel und die Möhre schälen und in kleine Würfel schneiden. Den Sellerie waschen, putzen und ebenfalls in kleine Würfel schneiden. Zwiebel, Möhre und Sellerie im Öl andünsten. Den Knoblauch schälen, grob hacken und kurz mitdünsten.
2 Das Hackfleisch dazugeben, kurz mitdünsten und die Tomaten aus der Dose hinzufügen. Die Tomaten mit einem Löffel etwas zerdrücken und die Sauce bei schwacher Hitze mindestens 1 Stunde köcheln lassen.

Am besten kocht man von dieser beliebten Fleischsauce gleich die doppelte Portion – sie lässt sich gut einfrieren.

3 Kurz vor dem Servieren die Spaghetti in reichlich Salzwasser bissfest kochen.
4 Die Fleischsauce mit Salz, Paprika und Pfeffer kräftig würzen und die Kräuter untermischen.
5 Die Spaghetti in ein Sieb abgießen, abtropfen lassen, auf vorgewärmte tiefe Teller verteilen und die Sauce daraufgeben. Die Spaghetti sofort servieren und den Käse bei Tisch frisch darüberreiben.

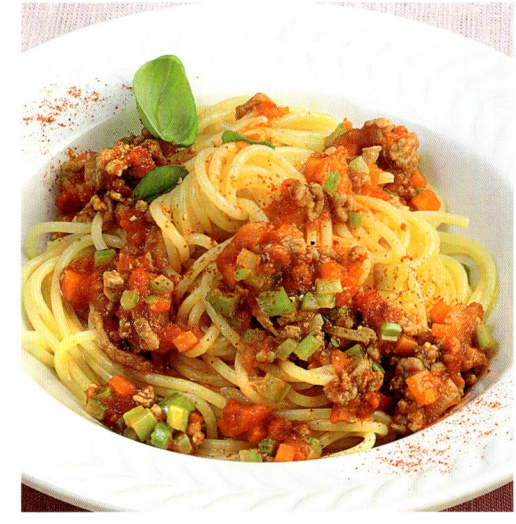

TIPP: Das Zerkleinern von Kräutern wie Rosmarin oder Thymian können Sie sich sparen, wenn Sie die ganzen Zweige in einen Einweg-Teebeutel geben und in der Sauce mitgaren. Hinterher können Sie den Beutel einfach entfernen und müssen die Zweige nicht einzeln herausfischen.

Frikadellen mit gebratenen Zucchini, Bulgur und Joghurt-Schnittlauch-Sauce

Für 4 Portionen 1 Möhre | 2 Schalotten | 1 Selleriestange | 6 EL Olivenöl | 600 g Lamm- oder Rinderhackfleisch (oder gemischt) | 2 EL Paniermehl | 2 EL laktosefreier Frischkäse | Salz | Pfeffer aus der Mühle | Koriander aus der Mühle | 1 Bund Schnittlauch | 400 g laktosefreier Naturjoghurt | 1–2 TL Senf | Chiliflocken | 4 kleine Tassen Bulgur | 1 kleine Dose Tomaten | 4 EL Tomatenmark | 800 g kleine Zucchini

1 Die Möhre und 1 Schalotte schälen, den Sellerie waschen und putzen. Alles in sehr feine Würfel schneiden und in 1 EL Olivenöl andünsten. Das Hackfleisch mit Paniermehl, Frischkäse und dem angedünsteten Gemüse gründlich mischen und mit Salz, Pfeffer und Koriander kräftig würzen.

2 Aus der Fleischmischung mit angefeuchteten Händen kleine Frikadellen formen, auf einen Teller legen und kalt stellen.

3 Für die Sauce den Schnittlauch waschen, trocken schütteln und in feine Röllchen schneiden. Den Schnittlauch unter den Joghurt rühren und mit etwas Senf, Salz, Pfeffer und Chiliflocken würzen. Den Joghurt ebenfalls kalt stellen.

Frikadellen wie im Urlaub: Mit Gemüsewürfeln und Bulgur sind sie ein nicht alltäglicher Genuss.

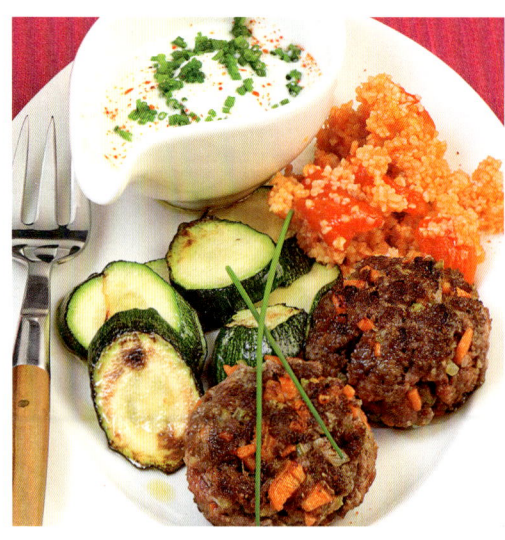

4 Den Bulgur in ein Sieb geben, mit kaltem Wasser abbrausen und abtropfen lassen. Die restliche Schalotte schälen, in feine Würfel schneiden und in 1 EL Olivenöl andünsten. Bulgur, Tomaten, Tomatenmark und 3 Tassen Wasser hinzufügen und aufkochen lassen. Mit Salz und Pfeffer würzen und den Bulgur zugedeckt bei sehr schwacher Hitze ausquellen lassen.

5 In der Zwischenzeit die Zucchini waschen, putzen und in Scheiben schneiden. Etwas Olivenöl in einer Pfanne erhitzen und die Zucchinischeiben darin portionsweise braten.

6 In einer zweiten Pfanne das übrige Olivenöl erhitzen und die Frikadellen darin braten. Die Frikadellen mit Bulgur, Zucchini und Joghurt anrichten.

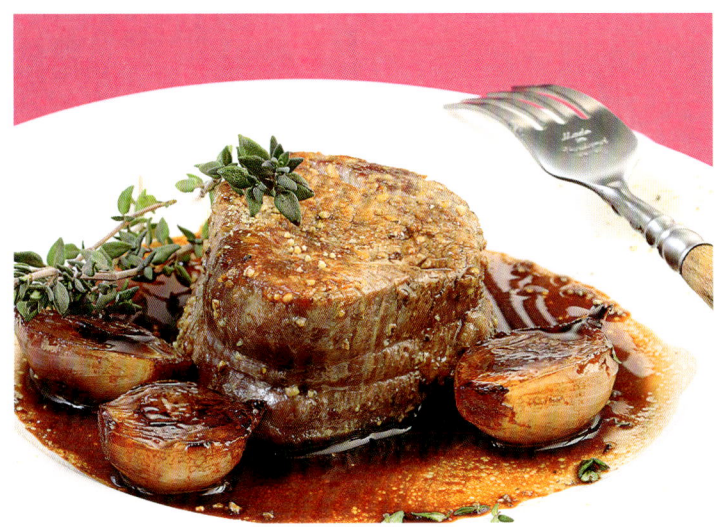

Ganz edel und garantiert stressfrei: Das Steak gart im Backofen bei niedriger Temperatur wunderbar zart.

Rosa gegartes Steak mit Portweinschalotten

Für 4 Portionen 2 EL Olivenöl | 4 Rinderfiletsteaks (à ca. 150 g) | 400 g kleine Schalotten | 4 EL laktosefreie Butter | 2 TL Zucker | ½ l Portwein | 5 Nelken | 3 Thymianzweige | 4 EL kalte laktosefreie Butter | Salz | Pfeffer aus der Mühle | Baguette oder Polenta

1 Den Backofen auf 100 °C vorheizen. Das Öl in einer Pfanne erhitzen und die Steaks auf beiden Seiten anbraten. Dann auf das Ofengitter legen und etwa 40 Minuten im Backofen rosa garen.

2 In der Zwischenzeit die Schalotten schälen und den Strunk kegelförmig herausschneiden. Die Schalotten in der Butter goldgelb andünsten. Den Zucker darüberstreuen und leicht karamellisieren lassen. Mit Portwein ablöschen, Nelken und Thymian dazugeben und die Schalotten etwa 15 bis 20 Minuten weich köcheln lassen.

3 Die Schalotten herausnehmen und beiseite stellen. Die Sauce offen auf etwa 100 ml einkochen lassen. Dann durch ein Haarsieb gießen, mit den Schalotten wieder in den Topf geben und erhitzen. Kurz vor dem Servieren die kalte Butter unterrühren.

4 Die gegarten Steaks mit Salz und Pfeffer würzen und mit den Portweinschalotten auf vorgewärmten Tellern anrichten. Dazu passt Baguette oder Polenta (nach Packungsanweisung zubereiten).

Marinierte Lammlachse mit Gemüsepüree

Für 4 Portionen ½–1 TL Pfeffer aus der Mühle | 1–2 TL Koriandersamen | ½–1 TL Kreuzkümmel | 8 EL Olivenöl | 4–8 Lammlachse (ca. 600 g) | 4 große Tomaten | ½ große Salatgurke | 1 rote Paprikaschote | 1–2 Chilischoten | 1 Knoblauchzehe | 1 TL gehackte Minze | 1 bis 2 EL fein gehackte Petersilie | 1 EL Paprikapulver (edelsüß) | 1 gehäufter EL Tomatenmark | 1 EL Aceto Balsamico | Salz | Pfeffer aus der Mühle | Baguette

1 Pfeffer, Koriander und Kreuzkümmel in den Mörser geben und fein zerstoßen. Die Gewürze mit 4 EL Olivenöl verrühren.
2 Die Lammlachse kalt abspülen, mit Küchenpapier trocken tupfen und dünn mit der Marinade bestreichen. Die Lammlachse in Frischhaltefolie wickeln und mindestens 4 Stunden, besser über Nacht, im Kühlschrank marinieren.
3 Für das Gemüsepüree die Tomaten kreuzweise einritzen, in kochendes Wasser tauchen, häuten, vierteln und die Samen entfernen. Die Gurke schälen, längs halbieren und die Samen mit einem Löffel auskratzen. Die Paprika und die Chilischoten waschen, halbieren und entkernen. Den Knoblauch schälen. Knoblauch, Chilis und das vorbereitete Gemüse in sehr feine Würfel schneiden.

Die Gewürzmarinade macht das Lammfleisch zart und durch und durch aromatisch.

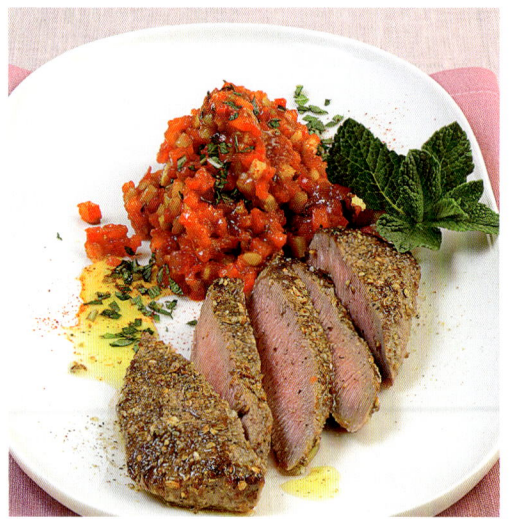

4 Die Gemüsewürfel mischen, in ein feines Sieb geben und etwa 30 Minuten abtropfen lassen.
5 Die Gemüsewürfel mit den Kräutern, Paprikapulver, Tomatenmark, Essig und 2 EL Olivenöl mischen und mit Salz und Pfeffer abschmecken. Die Gemüsemasse auf einer Platte ausstreichen und vor dem Servieren mindestens 3 Stunden im Kühlschrank ruhen lassen.
6 Kurz vor dem Servieren das restliche Olivenöl erhitzen und die Lammlachse darin rundherum 10 bis 12 Minuten sanft braten, so dass das Fleisch innen noch rosa ist. Herausnehmen, in Alufolie wickeln und 10 Minuten ruhen lassen.
7 Die Lammlachse mit Gemüsepüree auf Tellern anrichten und mit Baguette servieren.

Kalte Gerichte

Bauernbrot-Crostini mit Tomaten

Für 4 Portionen 4 Tomaten | 1 Schalotte | 1 EL Olivenöl | ½ TL Oreganoblätter | Salz | Pfeffer aus der Mühle | 4 Scheiben Bauernbrot

1 Die Tomaten kreuzweise einritzen, in kochendes Wasser tauchen, abschrecken, häuten, entkernen und in kleine Würfel schneiden.
2 Die Schalotte schälen, in sehr kleine Würfel schneiden und im Öl andünsten. Von der Herdplatte nehmen und die Tomaten mit dem Oregano untermischen. Mit Salz und Pfeffer würzen.
3 Das Bauernbrot im Toaster knusprig rösten, halbieren, die Tomaten darauf verteilen, mit Pfeffer bestreuen und sofort servieren.

Ungarischer Käse

Für 4 Portionen 1 Schalotte | 1 kleines Stück Chilischote | 1 TL Olivenöl | 1 Bund Schnittlauch | 200 g laktosefreier Frischkäse | Paprikapulver | Salz | Pfeffer aus der Mühle

1 Die Schalotte schälen und in kleine Würfel schneiden. Die Chilischote waschen, putzen und in sehr feine Würfel schneiden. Beides im Olivenöl andünsten und abkühlen lassen.
2 Den Schnittlauch waschen, trocken schütteln und in feine Röllchen schneiden. Den Frischkäse mit Schnittlauch und Schalotten mischen. Mit Paprika, Salz und Pfeffer würzen und mit Brot servieren.

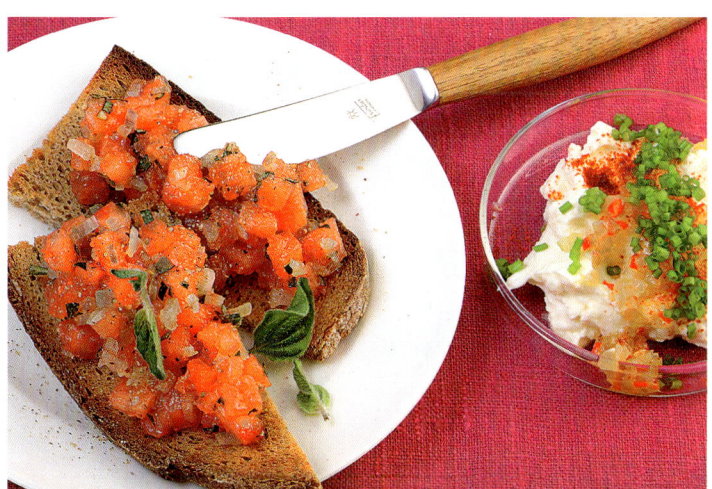

Als kleine Mahlzeit oder zum Aperitif für Gäste: Bauernbrot-Crostini mit Tomaten und Ungarischer Käse.

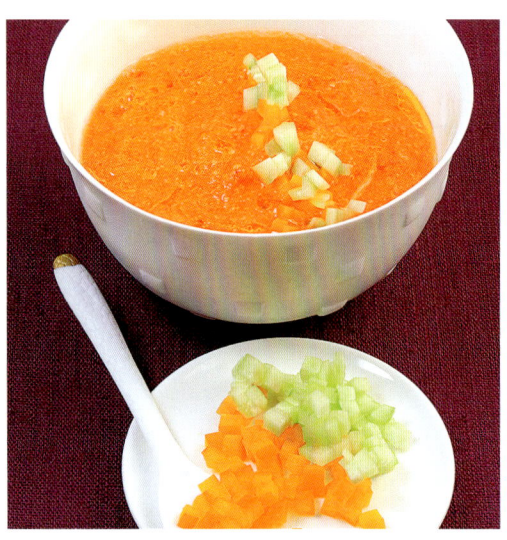

Gazpacho

Für 4 Portionen 1 Salatgurke | 300 g Tomaten | je 1 rote und gelbe entkernte Paprikaschote | 2 große Gemüsezwiebeln | 1 Knoblauchzehe | 2 Tassen fein geriebenes Weißbrot | 2 EL milder Rotweinessig | 2 gestrichene TL Salz | 2 TL Olivenöl | ½ TL scharfes Paprikamark oder Chilisauce | 2 EL Gurken-, Paprika- oder geröstete Brotwürfel

1 Die Gurke, die Tomaten und die Paprikaschoten waschen, putzen und grob zerkleinern. Die Zwiebeln und den Knoblauch schälen. Die Zwiebeln grob zerkleinern, den Knoblauch in feine Würfel schneiden.

Genau richtig im Sommer: Diese kalte Suppe schmeckt wunderbar erfrischend.

2 Das vorbereitete Gemüse mit allen anderen Zutaten und 500 ml Wasser im Mixer oder mit dem Stabmixer pürieren. Die Suppe mindestens 2 Stunden im Kühlschrank durchziehen lassen.
3 Die Suppe vor dem Servieren gut durchrühren und auf Teller verteilen. Nach Belieben mit Gurken-, Paprika- oder gerösteten Brotwürfeln bestreuen.

Rote-Bete-Carpaccio mit Parmesan und Pinienkernen

Für 4 Portionen 3 EL Pinienkerne | 4 gekochte Rote Bete | 4 EL Rapsöl | 3 EL weißer Aceto Balsamico | 1 TL Ahornsirup | 1 TL Dijonsenf | ½ TL Meerrettich | Salz | Pfeffer aus der Mühle | 1 Stück Parmesan

1 Die Pinienkerne in einer Pfanne ohne Fett goldbraun rösten.
2 Die Roten Beten in dünne Scheiben schneiden und kreisförmig auf Tellern anrichten.
3 Das Öl mit Essig, Ahornsirup, Senf und Meerrettich zu einer Vinaigrette verrühren. Mit Salz und Pfeffer abschmecken und gleichmäßig über die Roten Beten träufeln.
4 Den Parmesan in hauchfeine Späne hobeln und auf den Roten Beten verteilen. Die Pinienkerne darüberstreuen.

Bresaola-Carpaccio

Für 4 Personen 150 g dünn geschnittener Bresaola (luftgetrockneter ital. Rinderschinken) | 2 EL Olivenöl | Saft von ½ Zitrone | Pfeffer aus der Mühle | 1 EL Oreganoblättchen | 30 g Parmesan

1 Die Bresaolascheiben auf einer großen Platte oder auf Tellern kreisförmig anrichten.
2 Das Olivenöl und den Zitronensaft darüberträufeln. Mit Pfeffer bestreuen und den Oregano darüber verteilen. Zum Schluss den Parmesan fein darüberhobeln.

VARIANTE: Sie können dieses Carpaccio zusätzlich mit Rucola und gerösteten Pinienkernen bestreuen – das sieht schön aus und schmeckt sehr lecker.

Eichblattsalat mit Rucola, Kirschtomaten und Pinienkernen

Für 4 Portionen 250 g Kirschtomaten | 200 g Rucola | 1 Kopf Eichblattsalat | 1 gehäufter EL Pinienkerne | 2 EL Rapsöl | 2 EL Aceto Balsamico | 2 EL Orangensaft | etwas Honig oder Ahornsirup oder Konfitüre | 1 TL Dijonsenf | Salz | Pfeffer aus der Mühle

Diesem farbenprächtigen Salat mit der fruchtigen Sauce kann keiner widerstehen.

1 Die Kirschtomaten waschen und halbieren. Den Rucola und Eichblattsalat putzen, waschen und trocken schleudern. Vom Rucola die dicken Stiele entfernen. Rucola und Eichblattsalat in mundgerechte Stücke zupfen.
2 Die Pinienkerne in einer Pfanne ohne Fett goldbraun rösten.
3 Das Öl mit Essig (Aceto Balsamico), Orangensaft, Honig und Senf zu einer Vinaigrette verrühren und mit Salz und Pfeffer würzen.
4 Den Eichblattsalat auf Tellern auslegen, dann den Rucola und die Tomaten darüber verteilen. Kurz vor dem Servieren die Marinade und die Pinienkerne darübergeben.

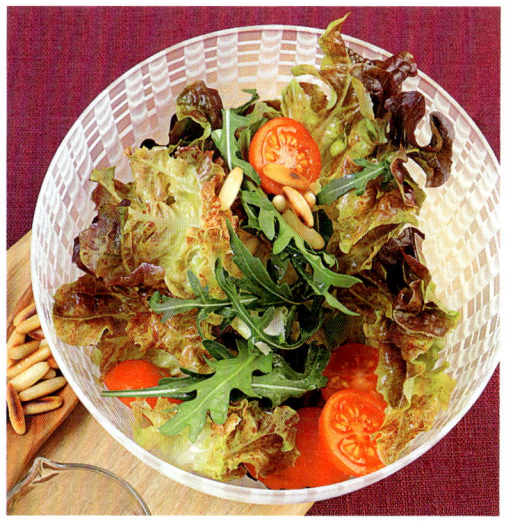

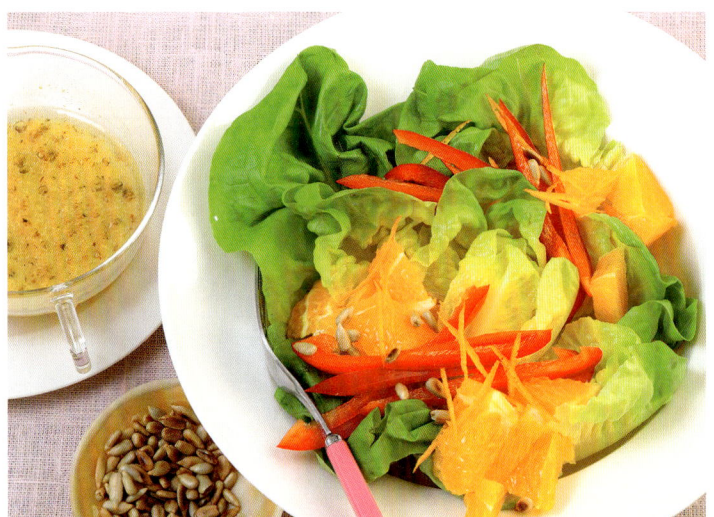

Salat mit Biss und Pep: Geröstete Sonnenblumenkerne und Orangenzesten geben diesem Blattsalat eine ganz besondere Note.

Blattsalat mit Paprika, Orange und gerösteten Sonnenblumenkernen

Für 4 Portionen 1 großer Kopf Blattsalat | 1 rote Paprikaschote | 1 große unbehandelte Orange | 4 EL Sonnenblumenkerne | 4 EL Rapsöl | 2 EL weißer Aceto Balsamico | 2–4 EL Orangensaft | 1 TL Dijonsenf | Salz | Pfeffer aus der Mühle

1 Den Salat putzen, waschen, trocken schleudern und die Blätter in mundgerechte Stücke zupfen. Die Paprikaschote waschen, putzen, entkernen und in feine Streifen schneiden.
2 Die Orange waschen und mit dem Zestenreißer feine Streifen abziehen. Die Orange schälen, achteln und quer in Scheiben schneiden.
3 Die Sonnenblumenkerne in einer Pfanne ohne Fett rösten.
4 Das Rapsöl mit Essig, Orangensaft, Senf, Salz und Pfeffer verrühren und die Orangenzesten untermischen.
5 Den Salat mit Paprika und Orangen gleichmäßig auf Teller verteilen, die Marinade darübergeben und mit den Sonnenblumenkernen bestreuen.

VARIANTE: Verwenden Sie anstelle der Sonnenblumenkerne auch mal eine Kernemischung aus der Bioabteilung.

Geschichteter Fenchelsalat mit Orangen

Für 4 Portionen 1 große Fenchelknolle | 2 große Orangen | 3 EL Olivenöl | Salz | Pfeffer aus der Mühle

1 Den Fenchel waschen, putzen, das Grün abzupfen und fein schneiden. Die Fenchelknolle längs halbieren, vom Strunk befreien und quer in feine Ringe schneiden. Die Orangen schälen und quer in dünne Scheiben schneiden.
2 Die Hälfte der Fenchelringe auf einer großen Platte verteilen und die Hälfte des Fenchelgrüns darüberstreuen. Die Hälfte der Orangenscheiben darauflegen und mit der Hälfte des Olivenöls beträufeln. Mit Salz und Pfeffer würzen. Die restlichen Zutaten ebenso daraufschichten, mit dem übrigen Olivenöl beträufeln und mit Salz und Pfeffer würzen.
3 Den Salat mindestens 1 Stunde bei Zimmertemperatur durchziehen lassen.

Grüne Bohnen in Zitronensauce

Für 4 Portionen 400 g grüne Bohnen | Salz | 1 Knoblauchzehe | 2 EL Olivenöl | 1 unbehandelte Zitrone | Pfeffer aus der Mühle | 2 EL gehackte Petersilie

Bohnensalat auf Italienisch: Die Zitronenschale verleiht ihm den mediterranen Frische-Kick.

1 Die Bohnen waschen, putzen, nach Belieben halbieren und in Salzwasser bissfest garen. In ein Sieb abgießen, abtropfen lassen.
2 Den Knoblauch schälen, halbieren und in feine Scheiben schneiden. Das Olivenöl erwärmen und den Knoblauch kurz dünsten.
3 Die Zitrone waschen, trocken reiben und mit dem Zestenreißer von der Schale feine Zesten abschaben. Den Zitronensaft auspressen. Die Zesten und 4 EL Saft mit Olivenöl und Knoblauch mischen. Mit Salz und Pfeffer würzen.
4 Die Bohnen in einer Schüssel mit der Zitronenmarinade und der Petersilie mischen und mindestens 30 Minuten durchziehen lassen.

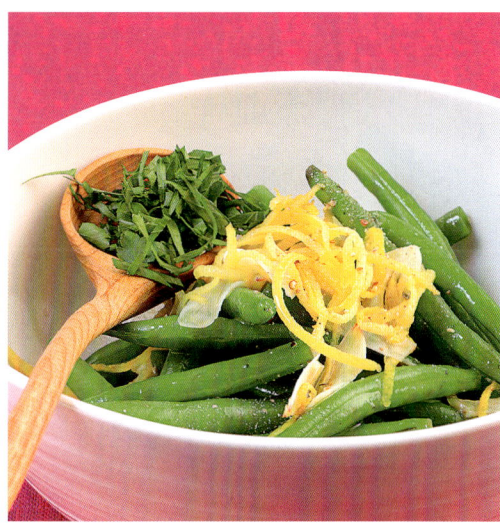

114

Champignons und Zucchini in Rosmarinmarinade

Für 4 Portionen 1 unbehandelte Zitrone | 1 Schalotte | 4 EL Olivenöl | 1 Knoblauchzehe | 1 kleiner Rosmarinzweig | Salz | Pfeffer aus der Mühle | 2 kleine Zucchini | 250 g Champignons | Olivenöl zum Braten

1 Die Zitrone waschen, abtrocknen, die Schale dünn abreiben und 4 EL Saft auspressen. Die Zitronenschale mit dem Saft mischen.
2 Die Schalotte schälen, in kleine Würfel schneiden und in 1 EL Olivenöl glasig dünsten. Den Knoblauch schälen und in feine Scheiben schneiden. Die Schalotten, den Knoblauch, das restliche Olivenöl und den Zitronensaft zu einer Marinade mischen.
3 Den Rosmarin waschen und trocken schütteln. Die Nadeln abzupfen, fein hacken und unter die Marinade mischen. Mit Salz und Pfeffer würzen.
4 Die Zucchini waschen, putzen und in Scheiben schneiden. Die Champignons putzen, trocken abreiben und halbieren.
5 Zucchini und Champignons portionsweise in Olivenöl anbraten, auf einer Platte anrichten und mit der vorbereiteten Marinade beträufeln. Zugedeckt etwa 1 Stunde durchziehen lassen.

Lauwarmer Spargel-Champignon-Salat

Für 4 Portionen 500 g Spargel | 200 g Champignons | Salz | 1 TL Zucker | 4 EL Rapsöl | 1 EL weißer Aceto Balsamico | 1 TL Ahornsirup | 1 TL Dijonsenf | Pfeffer aus der Mühle | 1 Bund Schnittlauch | 1 Stück Parmesan zum Hobeln

1 Den Spargel waschen, schälen und die holzigen Enden abschneiden. Die Champignons putzen, trocken abreiben und halbieren.
2 Den Spargel mit Zucker in kochendes Salzwasser geben, aufkochen lassen, vom Herd nehmen und 7 bis 10 Minuten bissfest garziehen lassen. Herausnehmen und auf einer vorgewärmten Platte anrichten.
3 In der Zwischenzeit aus 2 EL Rapsöl, Essig (Aceto Balsamico), Ahornsirup und Senf eine sämige Vinaigrette rühren und mit Salz und Pfeffer würzen. Den Schnittlauch verlesen, waschen, trocken schütteln und in feine Röllchen schneiden.

4 Das restliche Rapsöl in einer Pfanne erhitzen, die Champignons darin dünsten, herausnehmen und auf dem Spargel anrichten. Die Vinaigrette darüberträufeln.
5 Den Parmesan in feinste Späne hobeln und über dem Gemüse verteilen. Den Schnittlauch darüberstreuen.

Marinierte Paprika

Für 4 Portionen 800 g Paprikaschoten | 60 g Kapern | 2 EL Öl | 4 EL weißer Aceto Balsamico | Salz | Pfeffer aus der Mühle

1 Den Backofen auf 220 °C vorheizen. Die Paprikaschoten waschen und auf ein mit Backpapier ausgelegtes Blech legen. Im Ofen garen, bis die Schale dunkel zu werden beginnt und Blasen wirft. Die Paprika herausnehmen und mit feuchten Küchentüchern bedecken oder in einer Plastiktüte »schwitzen« lassen. Etwa 5 Minuten ruhen lassen.
2 Die Paprika halbieren und den Saft auffangen. Die Samen entfernen und die Haut mit einem spitzen Messer abziehen. Die Paprika längs in Streifen schneiden.
3 Die Kapern abtropfen lassen, fein hacken und mit Öl und Essig mischen. Etwas von dem aufgefangenen Paprikasaft dazugeben und alles zu einer sämige Marinade verrühren. Mit Salz und Pfeffer würzen und die Marinade mit den Paprikastreifen in einer Schüssel mischen. Mindestens 30 Minuten durchziehen lassen.

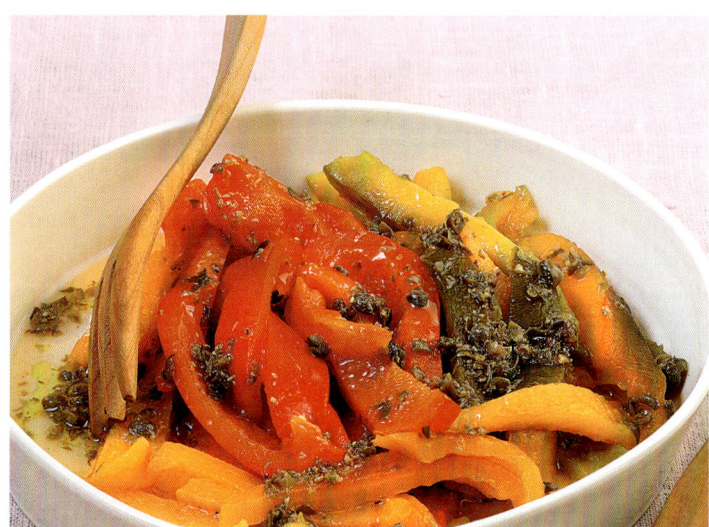

Die marinierten Paprika sind mit einer Scheibe Brot ein perfektes Außer-Haus-Essen.

Bulgursalat (Taboulé)

Für 4 Portionen Salz | 150 g Bulgur | 200 g Tomaten | 1 Bund Frühlingszwiebeln | 3 milde hellgrüne Peperoni | 1 Bund glatte Petersilie | ½ Bund Minze | 4 EL Zitronensaft | 4 EL Olivenöl | 2 EL Tomatenmark | 1 EL Chiliflocken | Salz | 2–3 Mini-Romana-Salate

1 250 ml Wasser mit Salz zum Kochen bringen, den Bulgur einstreuen, aufkochen und auf der ausgeschalteten Herdplatte zugedeckt ausquellen lassen.
2 In der Zwischenzeit die Tomaten kreuzweise einritzen, in kochendes Wasser tauchen, abschrecken, häuten und in Würfel schneiden.
3 Die Frühlingszwiebeln und Peperoni waschen, putzen, längs vierteln und in feine Streifen schneiden. Die Petersilie und Minze waschen, trocken schütteln und in feine Streifen schneiden.
4 Den Bulgur mit Zitronensaft, Olivenöl, Tomatenmark und Chiliflocken vermischen. Die vorbereiteten Gemüse und die Kräuter untermischen und mit Salz würzen. Das Taboulé ein paar Stunden durchziehen lassen, damit sich die Aromen gut entwickeln können.
5 Die Romana-Salate putzen, waschen, trocken schleudern und die Blätter auf Teller verteilen. Das Taboulé darauf anrichten.

Das in Streifen geschnittene Lachsfilet – »Stremel« – schmeckt nach kurzem Erhitzen wie frisch geräuchert.

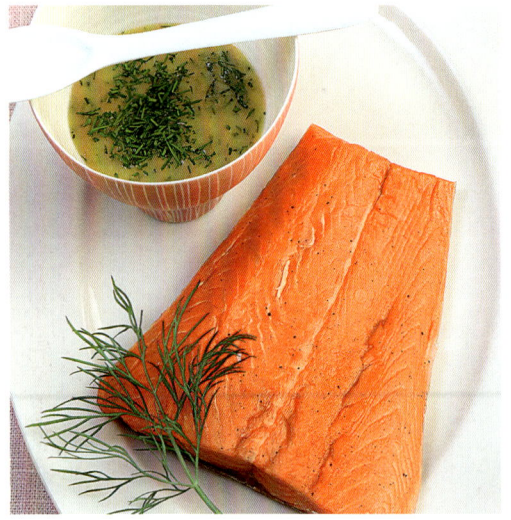

Stremellachs mit Senf-Dill-Sauce

Für 4 Portionen ½–1 Bund Dill | 1–2 TL Orangensaft | 2 TL Ahornsirup | 4 EL Rapsöl | 3 TL Dijonsenf | 400 g Stremellachs | Brot | Salat

1 Den Backofen auf 150 °C vorheizen. Den Dill waschen, trocken schütteln und sehr fein schneiden. Den Orangensaft mit Ahornsirup, Rapsöl und Senf sämig verquirlen und den Dill untermischen.
2 Den Lachs im Ofen kurz erwärmen, bis er aromatisch duftet. Dann mit der Senf-Dill-Sauce auf Tellern anrichten und mit Brot und einem Salat, z. B. einem Blattsalat, servieren.

Desserts und Kuchen

Schnelle Fruchtgrütze mit Vanillesauce

Für 4 Portionen 250 ml roter Traubensaft | 30 g Speisestärke | 250 g Sauerkirschen (tiefgekühlt) | 250 g Himbeeren (tiefgekühlt) | 400 ml laktosefreie Milch | 1 Vanilleschote | 100 ml laktosefreie Sahne | 60 g Zucker

1 6 EL Traubensaft mit 20 g Speisestärke verrühren. Den restlichen Traubensaft zum Kochen bringen, die angerührte Speisestärke und das Obst untermischen und aufkochen. Die Grütze abkühlen lassen.
2 Die restliche Speisestärke mit etwas kalter Milch anrühren.
3 Die Vanilleschote längs aufschneiden und das Mark herauskratzen. Die restliche Milch, die Sahne, das Vanillemark, die Vanilleschote und den Zucker in einen Topf geben und aufkochen lassen.
4 Die Vanilleschote entfernen. Die Speisestärke in die heiße Milch geben und unter Rühren aufkochen lassen. Die Sauce in eine Schüssel füllen und mit Frischhaltefolie bedeckt abkühlen lassen.
5 Die Fruchtgrütze in Schälchen füllen und mit der Sauce servieren.

Erdbeerbecher

Für 4 Portionen 500 g Erdbeeren | 9 EL Puderzucker | 1 Ei | 500 g laktosefreier Frischkäse

1 Die Erdbeeren waschen und putzen. 4 Erdbeeren für die Deko beiseitelegen. Die übrigen Erdbeeren vierteln, in einer Schüssel mit 1 EL Puderzucker bestäuben und Saft ziehen lassen.
2 Das Ei trennen. Das Eigelb mit 4 EL Puderzucker sowie dem aus den Erdbeeren gezogenen Saft und dem Frischkäse verrühren.
3 Das Eiweiß mit dem übrigen Puderzucker steif schlagen und unter die Frischkäsemasse heben.
4 Die Erdbeeren mit Creme in Gläser schichten, dabei mit Creme abschließen. Die Gläser 1 Stunde kühl stellen. Dann mit Erdbeeren dekorieren.

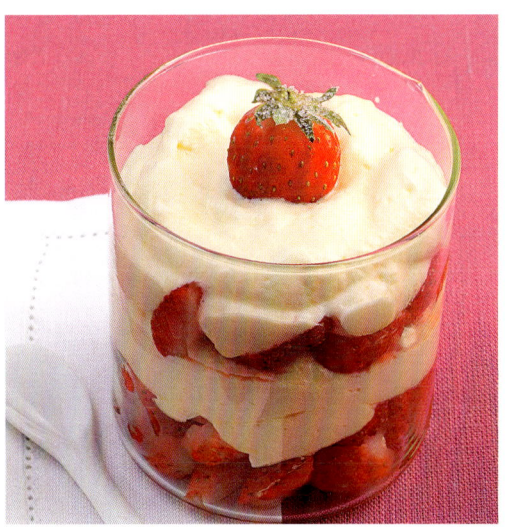

Unwiderstehliche rot-weiße Schichten: fruchtige Erdbeeren mit Frischkäsecreme.

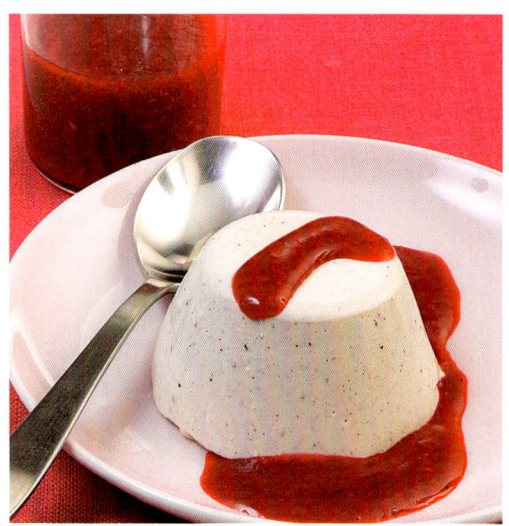

Vanille-Pannacotta mit Himbeersauce

Für 4 Portionen 1 Vanilleschote | 500 g laktosefreie Sahne | 40 g Zucker | 3 Blatt weiße Gelatine | 150 g Himbeeren (frisch oder tiefgekühlt) | 25 g Puderzucker | 1 Päckchen Bourbon-Vanillezucker

1 Die Vanilleschote längs aufschneiden und das Mark herauskratzen. Die Sahne mit Vanillemark, -schote und Zucker aufkochen und 10 Minuten köcheln lassen, dabei ab und zu umrühren.
2 Die Gelatine ein paar Minuten in kaltem Wasser einweichen. Die Vanilleschote entfernen und die Sahne leicht abkühlen lassen, dabei wiederholt umrühren, damit sich keine Haut bildet. Die

Der italienische Klassiker ist auch bei uns heiß geliebt – vor allem, wenn er mit fruchtiger Beerensauce kombiniert wird.

Gelatine ausdrücken und in der noch heißen Sahne auflösen.
3 Die Sahne in vier kalt ausgespülte Förmchen füllen und mindestens 4 Stunden oder über Nacht im Kühlschrank fest werden lassen.
4 Die frischen Himbeeren verlesen, die tiefgekühlten antauen lassen. Die Beeren, Puderzucker und Vanillezucker mit dem Stabmixer pürieren. Das Püree durch ein Haarsieb streichen und kühl stellen.
5 Die Pannacotta auf Teller stürzen und mit der Sauce dekorieren.

Crema Catalana

Für 4 Portionen 50 g Speisestärke | 750 ml laktosefreie Milch | 6 Eigelb | 130–150 g Zucker und 4–5 EL zum Bestreuen | fein abgeriebene Schale von ½ unbehandelten Zitrone

1 Die Speisestärke mit 150 ml Milch verrühren. Die Eigelbe und 50 g Zucker in einer großen Schüssel schaumig schlagen. Die Stärkemilch dazugeben und gut verrühren.
2 Die restliche Milch aufkochen lassen, die Zitronenschale dazugeben und die heiße Milch unter Rühren zu der Eiermilch gießen.
3 Die Eiermilch erneut in den Topf gießen. Bei mittlerer Hitze unter ständigem Rühren so lange erhitzen, bis die Stärke bindet und eine dickliche Creme entsteht.

4 Die Eiercreme vom Herd nehmen, bevor sie anfängt zu kochen. Die Creme in ein kaltes Wasserbad stellen, um den Garprozess zu unterbrechen. Dann in vier Schälchen (à 150 ml Inhalt) verteilen und abkühlen lassen.

5 Kurz vor dem Servieren die Creme mit dem restlichen Zucker bestreuen und diesen mit einem Bunsenbrenner karamellisieren.

Großmutters Apfelkuchen

Für 1 Blech 1 kg Äpfel | 250 g laktosefreie Butter | 250 g Zucker | 1 Päckchen Bourbon-Vanillezucker | 5 Eier | 350 g Mehl | 1 Päckchen Backpulver | Puderzucker zum Bestäuben

1 Ein Backblech mit Backpapier auslegen. Die Äpfel vierteln, schälen, die Kerngehäuse entfernen und die Viertel in kleine Würfel schneiden. Den Backofen auf 200 °C vorheizen.

2 Die Butter mit dem Zucker und Vanillezucker schaumig rühren, nach und nach die Eier unterrühren.

3 Das Mehl mit dem Backpulver mischen und unter die Buttermasse rühren. Zum Schluss die Apfelwürfel unterheben. Den Teig auf das Blech streichen und etwa 30 Minuten im Ofen (Mitte) goldbraun backen.

4 Den Kuchen aus dem Ofen nehmen und in der Form abkühlen. lassen. Vor dem Servieren in Stücke schneiden und mit Puderzucker bestäuben.

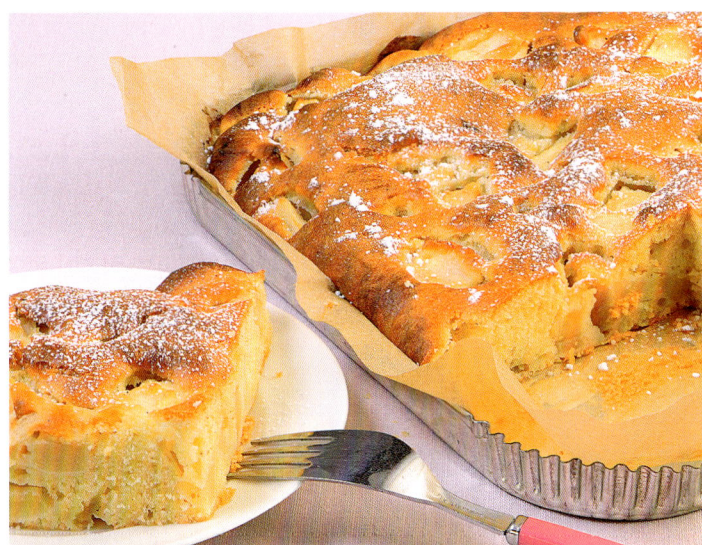

Großmutters Apfelkuchen ist ruck, zuck fertig und reicht für den großen Ansturm an der Kaffeetafel.

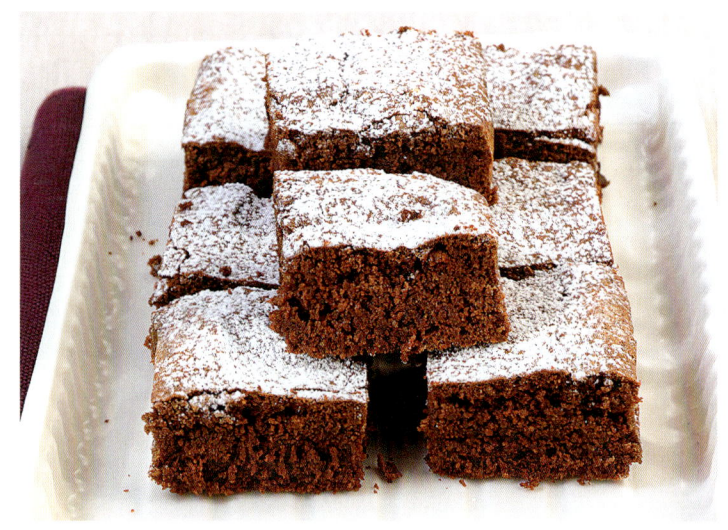

Unwiderstehliche Kleinig-
keiten zum Kaffee: Brownies
mit verführerischem Schoko-
und Espressoaroma.

Schoko-Espresso-Brownies

Für 30 Stück laktosefreie Butter für die Form | 150 g Zartbitter-
schokolade (70 % Kakaoanteil) | 100 g laktosefreie Butter | 4 Eier |
175 g Zucker | 1 starker Espresso | 1 Päckchen Bourbon-Vanille-
zucker | 100 g gemahlene Mandeln | Puderzucker zum Bestreuen

1 Den Backofen auf 180 °C vorheizen. Eine eckige ofenfeste Form (25
x 30 cm) einfetten und möglichst faltenfrei mit Backpapier auslegen.
2 Die Schokolade in Stücke brechen und mit der Butter im Wasserbad schmelzen lassen.
3 Die Eier trennen. Die Eiweiße mit 75 g Zucker steif schlagen.
4 Die Schokoladenbutter vom Wasserbad nehmen und mit dem
Espresso, Vanillezucker, den Mandeln und dem restlichen Zucker
verrühren. Nach und nach die Eigelbe unterrühren. Den Eischnee
unterheben.
5 Den Teig in die vorbereitete Form füllen und im Ofen (Mitte) etwa
35 Minuten backen. Die Brownies sollen an der Oberseite fest und
in der Mitte noch leicht klebrig sein.
6 Die Brownies in der Form abkühlen lassen. Vor dem Servieren
mithilfe des Backpapiers aus der Form nehmen, in 5 cm große Qua-
drate schneiden und mit Puderzucker bestreuen.

Cranberry-Brötchen

Für 16 Brötchen 1 Würfel Hefe | 2 EL Zucker | 300 ml laktosefreie
lauwarme Milch | 500 g Mehl | 50 g Cranberries

1 Die Hefe und den Zucker in der Milch auflösen. Die Hefemilch zum
Mehl geben und zu einem festen Teig verkneten. Dann die Cranberrys
unterkneten. Den Teig zugedeckt bei Zimmertemperatur 30 bis 45 Minuten gehen lassen.
2 Ein Backblech mit Backpapier auslegen. Den Teig nochmals
durchkneten, zu einer Rolle formen und 16 gleich große Scheiben
abschneiden. Aus den Teigportionen runde Brötchen formen, auf
das Blech legen und zugedeckt 15 bis 30 Minuten gehen lassen.
3 Den Backofen auf 200 °C vorheizen. Die Brötchen im Ofen 15 Minuten backen. Auf einem Kuchengitter abkühlen lassen.

Orangen-Mandel-Kuchen

Für 12 Stücke laktosefreie Butter für die Form | 6 Eier | 200 g
Zucker | fein abgeriebene Schale und Saft von 3 unbehandelten
Orangen | 150 g gemahlene Mandeln | 3 EL Honig

Erinnerungen an den Süden
sind mit diesem saftigen
Orangen-Mandel-Kuchen
untrennbar verbunden.

1 Den Backofen auf 180 °C vorheizen. Eine Springform (26 cm Ø) einfetten und den Boden mit Backpapier auslegen.
2 Die Eier trennen und die Eigelbe mit der Hälfte des Zuckers und der Orangenschale hell-
schaumig rühren.
3 Die Eiweiße mit dem restlichen Zucker steif
schlagen und mit den Mandeln unter die Eigelb-
masse heben. Den Teig in die Form füllen und im
Ofen (Mitte) etwa 45 Minuten backen. Den Kuchen in der Form auskühlen lassen.
4 Den Orangensaft mit dem Honig in einem
Topf aufkochen und 6 bis 8 Minuten zu einem
Sirup einkochen lassen. Den Kuchen mit einer
Gabel an mehreren Stellen einstechen, mit dem
Sirup begießen und mindestens 6 Stunden, besser über Nacht, durchziehen lassen.

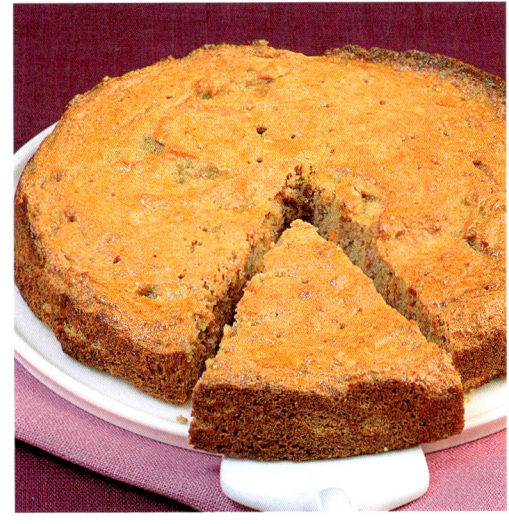

Bücher, die weiterhelfen

Beglinger, Prof. Dr. Christoph / Degen, Lukas /
Fried, Michael:
**Funktionelle Erkrankungen des Magen-
Darm-Traktes**
Uni-Med-Verlag, Bremen 2007

Hofele, Karin:
**Richtig einkaufen bei Laktoseintoleranz.
Für Sie bewertet: über 900 Fertigprodukte
und Lebensmittel**
Trias Verlag, Stuttgart 2008

Schleip, Thilo / Kedzierski, Isabella /
Fleischhauer, Anja:
**Köstlich essen bei Histamin-Intoleranz: Un-
verträgliche Lebensmittel zuverlässig meiden**
Trias Verlag, Stuttgart 2006

BÜCHER AUS DEM GRÄFE UND UNZER VERLAG, MÜNCHEN

Bohlmann, Friedrich:
Allergenarm genießen

Carlsson, Sonja / Saager, Ilka:
Backen ohne Milch und Ei

Elmadfa, Prof. Dr. I. / Aign, W. / Muskat, Prof.
Dr. E. / Fritzsche, D.:
Die große GU Nährwert-Kalorien-Tabelle

Elmadfa, Prof. Dr. I. / Fritzsche, D. / Muskat,
Prof. Dr. E.:
E-Nummern & Zusatzstoffe

Fritzsche, Doris:
Nahrungsmittel-Intoleranzen

Hainbuch, Friedrich:
Progressive Muskelentspannung

Helmkamp, Andreas / Mack, Norbert / Winski,
Norbert / Schmidt, Dr. Mathias R.:
Nordic Walking

Kamp, Anne / Schäfer, Christiane:
Gesund essen – Fruktosearm genießen

Langen, Prof. Dr. Dietrich:
Autogenes Training

Mannschatz, Marie:
Meditation – Mehr Klarheit und innere Ruhe

Marquardt, Trudel / Lanzenberger, Britta-Marei:
Gesund essen – Glutenfrei genießen

Maus, Simone / Lanzenberger, Britta-Marei:
Gesund essen bei Laktoseintoleranz

Mertens, Wilhelm / Oberlack, Helmut:
Qigong – Entspannt, gelassen und hellwach

Reitz, Sonja
**Seelische Beschwerden – körperliche
Ursachen**

Schaenzler, Dr. Nicole / Koppenwallner, Dr. med.
Christoph:
Magen und Darm natürlich behandeln

Schaenzler, Dr. Nicole / Riker, Dr. med. Ulf:
Medizinische Fachbegriffe

Schaenzler, Dr. Nicole / Koppenwallner, Dr. med.
Christoph:
**Quickfinder Symptome – Was steckt hinter
meinen Beschwerden?**

Schleip, Thilo / Hoffbauer, Dr. med. Gabi:
Reizdarm

Trökes, Anna:
Yoga zum Entspannen

Adressen, die weiterhelfen

aid infodienst Verbraucherschutz, Ernährung, Landwirtschaft e.V.

Heilsbachstr. 16
53123 Bonn
www.aid.de / www.was-wir-essen.de
Infodienst, der Informationen aus Wissenschaft und Praxis verständlich aufbereitet

Deutscher Allergie- und Asthmabund e.V. (DAAB)

Fliethstr. 114
41061 Mönchengladbach
www.daab.de
Ernährungsinfos bei Allergien und Intoleranzen

Deutsche Gesellschaft für Ernährung e.V.

Godesberger Allee 18
53175 Bonn
www.dge.de
Infos zur Ernährung und Suchfunktion zu Ernährungsberater/innen in der Umgebung

QUETHEB – Institut für Qualitätssicherung in der Ernährungstherapie und -beratung e.V.

Schlossplatz 1
83410 Laufen
www.quetheb.de
Hilfe bei Ernährungsfragen und gezielte Suche nach Ernährungsberater/innen in der Umgebung

VDD – Verband der Diätassistenten Deutscher Bundesverband e.V.

Susannastr. 1
45136 Essen
www.vdd.de
Ernährungstipps sowie Adressen von Diätassistenten in der Nähe (unter »Verbraucherinfos«)

Verband der Oecotrophologen e.V. (VDOE)

Reuterstr. 161
53113 Bonn
www.vdoe.de
Gezielte Suche nach wohnortnahen Ernährungsberater/innen (unter »VDOE-Expertenpool«)

Österreichische Gesellschaft für Ernährung

Zimmermanngasse 3
A-1090 Wien
www.oege.at
Wissenschaftliche Infos rund um Ernährung praxisnah aufbereitet sowie Suchfunktion zu Ernährungsexperten in der Umgebung

Verband der Diätologen Österreichs

Grüngasse 9 / Top 20
A-1050 Wien
www.diaetologen.at
Informationen zu Ernährung und Gesundheit sowie Suchfunktion »Diätologensuche«

Schweizerischer Verband dipl. Ernährungsberater/innen (SVDE)

Postgasse 17
CH-3000 Bern 8
www.svde-asdd.ch
Ausführliche Liste der frei praktizierenden Ernährungsberater/innen in der Schweiz

Schweizerische Gesellschaft für Ernährung (SGE)

Schwarztorstr. 87
CH-3001 Bern
www.sge-ssn.ch
Infos rund um gesunde Ernährung

Sachregister

Rezeptregister

Impressum

Projektleitung: Barbara Fellenberg

Lektorat: Gertrud Köhn

Bildredaktion: Die Bilderwerkstatt, Daniela Jelinek

Layout: independent Medien-Design, Horst Moser, München

Herstellung: Petra Roth

Satz: Gertrud Köhn

Reproduktion: Repro Ludwig, Zell am See

Druck: Firmengruppe APPL, aprinta druck, Wemding

Bindung: Firmengruppe APPL, sellier druck, Freising

ISBN 978-3-8338-1660-4

3. Auflage 2010

Bildnachweis

Rezepte (Innenteil und U4 re.): Studio L'EVEQUE/ H. u. T. Bischof
Weitere Fotos: Getty Images: S. 32; GU: Roch, Tom: S. 44, Weber, Marcel: Cover; Jump Fotoagentur: U2/ S. 1, S. 3 li., S. 14, S. 54, S. 62, U4 li.; Jupiterimages: S. 6/7, S. 30/31, S. 78/79; Mauritius Images: S. 8; Stockfood: S. 72, S. 80

Syndication: www.jalag-syndication.de

Illustrationen: Ingrid Schobel: S. 19, S. 20; Detlef Seidensticker: S. 50

Umwelthinweis

Dieses Buch wurde auf chlorfrei gebleichtem Papier gedruckt. Um Rohstoffe zu sparen, haben wir auf Folienverpackung verzichtet.

Wichtiger Hinweis

Die Gedanken, Methoden und Anregungen in diesem Buch stellen die Meinung bzw. Erfahrung der Verfasserin dar. Sie wurden von der Autorin nach bestem Wissen erstellt und mit größtmöglicher Sorgfalt geprüft. Sie bieten jedoch keinen Ersatz für persönlichen kompetenten medizinischen Rat. Jede Leserin, jeder Leser ist für das eigene Tun und Lassen auch weiterhin selbst verantwortlich. Weder Autorin noch Verlag können für eventuelle Nachteile oder Schäden, die aus den im Buch gegebenen praktischen Hinweisen resultieren, eine Haftung übernehmen.

Die GU-Homepage finden Sie im Internet unter www.gu.de

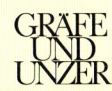

GRÄFE UND UNZER

Ein Unternehmen der
GANSKE VERLAGSGRUPPE

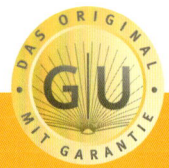

Unsere Garantie

Mit dem Kauf dieses Buches haben Sie sich für ein Qualitätsprodukt entschieden. Wir haben alle Informationen in diesem Ratgeber sorgfältig und gewissenhaft geprüft. Sollte Ihnen dennoch ein Fehler auffallen, bitten wir Sie, uns das Buch mit dem entsprechenden Hinweis zurückzusenden. Gerne tauschen wir Ihnen den GU-Ratgeber gegen einen anderen zum gleichen oder zu einem ähnlichen Thema um.

Liebe Leserin und lieber Leser,

wir freuen uns, dass Sie sich für ein GU-Buch entschieden haben. Mit Ihrem Kauf setzen Sie auf die Qualität, Kompetenz und Aktualität unserer Ratgeber. Dafür sagen wir Danke! Wir wollen als führender Ratgeberverlag noch besser werden. Daher ist uns Ihre Meinung wichtig. Bitte senden Sie uns Ihre Anregungen, Ihre Kritik oder Ihr Lob zu unseren Büchern. Haben Sie Fragen oder benötigen Sie weiteren Rat zum Thema? Wir freuen uns auf Ihre Nachricht!

GRÄFE UND UNZER VERLAG
Leserservice
Postfach 86 03 13
81630 München

Wir sind für Sie da!
Montag–Donnerstag: 8.00 –18.00 Uhr
Freitag: 8.00 –16.00 Uhr
Tel.: 0180 - 500 50 54*
Fax: 0180 - 501 20 54*
E-Mail: leserservice@graefe-und-unzer.de

*(0,14 €/Min. aus dem deutschen Festnetz,
 Mobilfunkpreise maximal 0,42 €/Min.)

Neugierig auf GU?
Jetzt das GU Kundenmagazin und die GU Newsletter abonnieren.

Wollen Sie noch mehr Aktuelles von GU erfahren, dann abonnieren Sie unser kostenloses GU Magazin und/oder unseren kostenlosen GU-Online-Newsletter. Hier ganz einfach anmelden:
www.gu.de/anmeldung

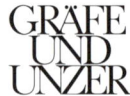

GRÄFE
UND
UNZER

Ein Unternehmen der
GANSKE VERLAGSGRUPPE